Hypnose et Odontologie
Osez le voyage…

AF854086

Bernard Delzangles

Hypnose et Odontologie
Osez le voyage…

satas

Titre:	Hypnose et Odontologie: Osez le voyage…
Auteur:	Bernard Delzangles
© 2015 version française:	SATAS s.a. Chaussée de Ninove, 1072 BE 1080 Bruxelles Belgique www.satas.com info@satas.com
Dessins:	Calum Fraser © ADAGP

Mise en garde:
Cet ouvrage est destiné aux psychologues, psychothérapeutes et au public intéressé par la santé mentale. La lecture de ce livre ne dispense nullement de consulter un thérapeute compétent, au fait des règles de bonne pratique et des recommandations professionnelles les plus récentes.
L'auteur et l'éditeur déclinent toute responsabilité quant à d'éventuels dommages résultant d'informations puisées dans cet ouvrage.

Tous droits réservés. Reproduction, traduction, reprise entière ou partielle de cette publication ne peuvent être réalisées, sous quelque forme que ce soit, sans l'autorisation écrite et préalable de l'éditeur.

Imprimé dans l'Union Européenne

ISBN 978-2-87293-148-4

Dépôt légal:	Bibliothèque Royale de Belgique n° D/2015/4664/06

Préface

La résurgence de l'hypnose dans le domaine médical, confère à cette pratique une validité scientifique, qui l'éloigne de tout mysticisme.

Actuellement, l'hypnose, sous ses différentes formes, fait partie intégrante de la prise en charge thérapeutique.

En odontologie, l'appréhension du patient, souvent potentialisée par la douleur, par un échec thérapeutique ou relationnel, justifie un conditionnement physique et mental.

Pour ce faire, le Docteur Delzangles nous invite, d'une façon très originale et attractive, à effectuer un voyage, au cours duquel nous découvrons les bienfaits de l'hypnose, en particulier dans l'hypno-analgésie.

L'intérêt de son ouvrage repose sur le rôle principal qu'il attribue à l'autohypnose, pour que dans sa pratique, le thérapeute soit un guide expérimenté en symbiose avec le parcours initiatique du patient.

Chaque exercice proposé -suggestions de dissociation, de relaxation et de respiration- alterne avec les acquis scientifiques, se référant aux investigations dans le domaine en pleine évolution des neurosciences.

Par ailleurs, il est intéressant de noter le parallèle que l'auteur établit entre l'art martial et l'hypnose, tous deux ayant pour objectif une réelle maîtrise spirituelle et physique.

L'exposé de nombreux cas cliniques, décrits parfois avec beaucoup d'humour, présente un éventail de situations devant lesquelles tout odontologiste s'est trouvé un jour confronté et où l'abord hypnotique a été une aide déterminante.

Enfin, comme chaque parcours a son propre mode de transport, le praticien, en fonction de sa motivation personnelle, pourra inclure l'hypnose dans son bagage thérapeutique au bénéfice de ses patients.

Bon voyage !

Professeur Jean-Paul ALBOU

Remerciements

A tous mes compagnons de route…

Merci à Calum Frazer pour son iconographie venue de l'imaginaire…

Merci à l'hypnose, la vraie…

A toi…si cela te fait plaisir…

L'archer a un point commun avec l'homme de bien. Quand sa flèche n'atteint pas le centre de la cible, il en cherche la cause en lui-même.
Confucius

Un voyage de mille lieues a commencé par un premier pas.
Lao-Tseu

L'homme fort est celui qui remporte la victoire sur lui-même
Mahomet

Sommaire

On peut triompher de la peste quand on peut triompher de la peur.
Napoléon

Préambule

Vous avez dit hypnose, et pourquoi pas hypnose médicale...De nombreux ouvrages médicaux sont aujourd'hui à notre disposition; j'aimerais que ces quelques pages vous offrent une nouvelle approche de l'hypnose médicale adaptée à l'odontologie, que vous vous fassiez plaisir en les parcourant et que vous ressentiez l'envie d'apprendre et de pratiquer.

J'ai voulu, dans ce livre, rédiger des chapitres courts, toujours orientés vers la clinique en me référant à des réflexions ou expériences personnelles.

Odontologiste pratiquant en exercice libéral et enseignant hospitalo-universitaire, les hasards de la vie m'ont permis de découvrir et de pratiquer l'hypnose depuis maintenant une dizaine d'années. L'hypnose, avec ses possibilités thérapeutiques, ses ambigüités et ses influences sur mon comportement psychique et physique est devenue une véritable associée dans mon métier et ma vie au quotidien.

L'odontologie est une spécialité médicale où nous sommes perpétuellement confrontés à la douleur, aux demandes plus ou moins pressantes des patients, aux contraintes socio-économiques et au stress thérapeutique, autant de situations qui déstabilisent la relation praticien-patient. L'objectif de l'association hypnose et odontologie est d'améliorer ce contexte et d'induire une « façon de vivre » pour le praticien et le patient; la fin justifiant les moyens, il va nous falloir travailler et modifier nos comportements.

L'être vivant, qu'il soit végétal, animal ou humain est tout à la fois fragile et résistant, il renferme d'énormes possibilités d'adaptation et des ressources parfois méconnues. Pour nous, humains, notre problème est d'avoir conscience de ce capital et surtout d'être capables de l'utiliser au mieux. Nous voulons trop souvent savoir « pourquoi » et maîtriser le « comment ». Cheminer avec l'hypnose va vous permettre peu à peu de minimiser ces démarches et de faciliter le retour à l'intuition, à l'instinct, pour libérer nos ressources intérieures.

Ayant pratiqué avec passion pendant de nombreuses années les arts martiaux, il m'arrivera parfois de faire allusion à certaines attitudes physiques et psychologiques communes à l'art martial et à l'hypnose, pouvant même aller jusqu'à donner une dimension martiale à l'hypnose... C'est pourquoi, très souvent, le besoin de dialoguer avec vous se voudra inducteur d'une atmosphère que je qualifierais d'hypnotique.

Toutes les techniques hypnotiques que nous partagerons ensemble ont le même objectif, à savoir la remise en mouvement face à une difficulté, à une épreuve, quelle qu'en soit la nature.

Nous allons apprendre à jouer avec les mots, à respecter certaines règles du jeu, à être attentifs à nous-mêmes et au patient pour percevoir de nouvelles sensations.

J'aimerais donc vous faire rencontrer l'hypnose médicale en pratiquant de nombreux exercices et en ressentant l'envie de voyager... Ces exercices, qu'ils soient dissociatifs, inducteurs, suggestifs, métaphoriques ou tout à la fois, demandent quelques instants d'attention, peu importe le temps passé, à chacun sa perception. Comme une discipline sportive, l'hypnose demande pratique et entraînement, il faut savoir attendre et laisser venir les effets, pour se faire plaisir...

> **Exercice 1 – Souris**
> **Installons-nous confortablement et tranquillement... Pensons maintenant à ce que nous avons fait hier, en ajoutant un sourire à chacune de nos actions...tranquillement, revivons hier... La journée finie, inspirons profondément et doucement, revenons à aujourd'hui.**

Les exercices

Quelques idées pour profiter pleinement du travail et de l'entraînement.

- Lis tranquillement l'exercice
- Relis-le une deuxième fois voire plus si tu en ressens le besoin
- Fais l'exercice en l'habitant
- N'attends pas de résultat...immédiat
- Laisse venir, laisse le temps au temps
- Refais et refais encore
- Entraîne-toi, à chaque fois, tu fais un nouveau pas dans le voyage
- T'inquiète, il n'y a pas de réponse type, ni de corrections, tu crées ta réponse...tu l'habites, c'est bon.
- Voyage le plus souvent possible...

Remarque : Suivre l'ordre chronologique des exercices n'est pas une nécessité, si oui, tant mieux, sinon, à chacun selon son envie.

Bonne route...

Pour réussir, il ne suffit pas de prévoir, il faut aussi savoir improviser.
Isaac Asimov

Les incontournables définitions

Notre esprit, sans doute trop cartésien, est toujours en quête de définitions. Alors, qu'est-ce que l'hypnose ?

Le côté magique, la crainte de la perte de contrôle et, pourquoi pas, l'idée de soumission, sont encore aujourd'hui des idées très présentes chez la plupart d'entre nous. Sans doute pour déjouer cette approche de l'hypnose, nous trouvons dans la littérature de nombreuses définitions de l'état hypnotique.
L'*American Psychological Association* nous propose une analyse sur fond de ressenti :

« *Lorsque l'hypnose est utilisée, une personne est guidée par une autre à l'aide de suggestions afin de modifier son expérience subjective, modifier ses perceptions, sensations, émotions, pensées et comportements. Chacun peut également apprendre l'autohypnose qui consiste à utiliser seul les protocoles de l'hypnose.* »

Ainsi, l'hypnose peut être considérée comme un état particulier de conscience modifiée, créé par la rencontre entre deux personnes. Nous retrouvons ces éléments dans la définition de Jean Godin, fondateur de l'Institut Milton H. Erickson de Paris :

« *L'hypnose est un mode de fonctionnement psychologique dans lequel un sujet, grâce à l'intervention d'une autre personne parvient à faire abstrac-*

tion de la réalité environnante, tout en restant en relation avec l'accompagnateur.
Ce débranchement de la réaction d'orientation à la réalité extérieure suppose un lâcher-prise. Ce mode de fonctionnement particulier fait apparaître des possibilités nouvelles : par exemple, des possibilités supplémentaires d'action de l'esprit sur le corps ou de travail psychologique à un niveau inconscient. »

Sans vouloir analyser cette définition, quelques mots semblent déterminants : intervention – abstraction – lâcher-prise – action – corps – esprit – inconscient (de nouvelles interrogations : qu'est-ce que l'esprit et l'inconscient ? ne nous posons pas ces questions !).

Bien évidemment, chaque terme de la définition de Jean Godin a son importance ; ceux sélectionnés ci-dessus font appel à une notion d'ouverture, j'allais dire à une sensation d'ailleurs… Et que penser des réflexions et innovations de François Roustang, philosophe contemporain, psychanalyste et hypnothérapeute, qui considère l'hypnose comme un état de veille paradoxal qui peut se concevoir comme une nouvelle forme de perception qui précède la pensée. Cet état de veille paradoxal permettrait un élargissement des champs de conscience.
Ecoutons quelques instants l'auteur :

« *De même que ce sommeil profond conditionne l'éclosion du pouvoir de rêver, de même cette veille intense nous fait accéder au pouvoir de configurer le monde.* »

Quel programme ! Retenons de cette phrase la possibilité « extrême » pour la personne dans le ressenti hypnotique de modifier totalement son environnement, de le percevoir autrement pour, sans doute comme le suggère Jean Godin, atteindre une autre dimension. Cet élément est capital et nous l'utiliserons dans nos approches hypnotiques cliniques.

Puisque nous sommes dans les définitions, nous ne pouvons nous empêcher de citer Milton H. Erickson qui nous offre une vision très humaniste de l'hypnose :

« L'hypnose est une relation pleine de vie qui a lieu dans une personne et qui est suscitée par la chaleur d'une autre personne. »

Pour Erickson, la relation entre deux individus est primordiale et empreinte d'une sincère convivialité.

En prenant connaissance de ces quelques définitions, nous commençons à découvrir l'hypnose, nous percevons quelques sensations…

L'hypnose peut être considérée comme un état naturel où les notions de mouvement, de participation active du sujet « hypnotisé » et de l'hypnotiseur sont indispensables.

Nous nous éloignons ici de l'origine grecque du terme hypnose, à savoir *hypnos* qui signifie sommeil ; cette étymologie est sans doute responsable de fausses interprétations toujours d'actualité.

Certes, l'hypnose n'est pas le sommeil, même si parfois, le sujet donne l'impression de s'abandonner à un certain endormissement, tout en restant en contact avec la réalité extérieure – la personne « en hypnose » conserve sa volonté d'agir, stimulée par des suggestions adaptées.

Sommeil ou pas, restons ouverts à toutes les possibilités, nous avons donc maintenant quelques informations concernant l'hypnose, mais qu'en est-il de l'hypnose médicale ?

Aujourd'hui, il est admis que l'hypnose médicale se veut thérapeutique et réservée aux médecins, odontologistes, psychologues et paramédicaux.

Selon Yves Halfon, psychologue et hypnothérapeute, l'hypnose médicale est une utilisation clinique par le thérapeute, d'états de conscience naturels allant d'états de concentration, d'attention maximum, à des moments de rêveries, en passant par la relaxation.

Encore tout un programme, mais retenons, dans l'approche d'Yves Halfon, l'intervention du mot « rêverie », qui illustre l'imaginaire, élément déterminant dans le ressenti hypnotique. Nous retrouvons également la notion de mouvement où le thérapeute propose au patient de travailler dans un domaine précis et avec un objectif connu.

En ce qui concerne le terme d'hypnose médicale, nous pouvons l'élargir à une terminologie spécifique selon le domaine d'usage.

- L'hypnothérapie : il s'agit de pratiquer l'hypnose dans un cadre psychopathologique défini, avec une visée psychothérapeutique où ces thérapies sont considérées comme des thérapies brèves – en odontologie, nous faisons inconsciemment de la thérapie brève.
- L'hypnoanalgésie : l'objectif est ici de prévenir, limiter et soulager la douleur ou la perception douloureuse, aussi bien en per, pér- et post-opératoire, en utilisant des outils de communication hypnotique – cette notion d'hypnoanalgésie est parfaitement adaptée à l'odontologie.
- L'hypnosédation : elle combine hypnose et sédation consciente intraveineuse et a été introduite à Liège en 1992 par le docteur M.E. Faymonville. Initialement développée pour les interventions de chirurgie plastique sous anesthésie locale, son utilisation est aujourd'hui de plus en plus fréquente en milieu hospitalier. Pour des interventions peu à moyennement invasives, elle permet de limiter l'usage des anesthésiants et des anxiolytiques – l'hypnosédation trouve également sa place en odontologie (moins d'anesthésiques locaux, potentialisation de l'effet anesthésique et de la sédation consciente).

Selon le contexte clinique, l'hypnothérapie, l'hypnoanalgésie et l'hypnosédation peuvent être pratiquées en odontologie, séparément ou conjointement, il convient pour le praticien de s'adapter pour gérer au mieux le pré-, per- et post-opératoire.

Avec ces éléments, pouvons-nous maintenant répondre à la question qu'est-ce que l'hypnose ?

N'ayons pas cette prétention, simplement, l'hypnose n'est pas un pouvoir et pourrait être considérée comme un moyen de communication qui demande travail et entraînement.

Chaque situation clinique est une occasion de progresser et de percevoir de nouveaux ressentis, aussi bien pour le patient que pour le thérapeute.

Quelques mots quand même pour dire que l'objectif thérapeutique de l'hypnose médicale s'oppose à l'hypnose de spectacle, qui pourrait être considérée comme de l'hypnose traditionnelle très directive où l'hypnotiseur tend à faire croire qu'il possède certains pouvoirs lui permettant d'agir à sa guise sur l'hypnotisé, en n'oubliant pas que la plupart des spectateurs ont inconsciemment l'envie de monter sur scène... Tout l'art de l'hypnotiseur de spectacle est alors de sélectionner au mieux les sujets qu'il va pouvoir manipuler et qui lui seront, idéalement, totalement dévoués et ce, en faisant appel à certaines techniques hypnotiques – le contraire de ce que nous recherchons en hypnose médicale où le patient est acteur de sa guérison après avoir été plus ou moins guidé par le thérapeute.

Exercice 2 – Sensations

Installons-nous confortablement, respirons tranquillement et quand nous le souhaiterons, fermons doucement les yeux... Ensemble, partons dans le ressenti de notre corps, calmement, prenons conscience de chaque partie de notre corps, laissons venir nos sensations, ressentons la tête, le cou, les épaules...la poitrine, le ventre, le bassin, prêtons attention à chaque partie de notre corps, les cuisses, les jambes, les pieds, tranquillement, faisons l'inventaire... Quand nous le souhaiterons, inspirons doucement et profondément et laissons notre corps reprendre sa place...

N'OUBLIONS PAS

- *L'hypnose n'est pas magique.*
- *L'hypnose n'est pas le sommeil.*
- *L'hypnose n'est pas une manipulation.*
- *L'hypnose est un état naturel.*
- *L'hypnose médicale se veut thérapeutique.*
- *La communication entre patient et thérapeute est indispensable.*

Ce qui est passé a fui, ce que tu espères est absent ; mais le présent est à toi.
Proverbe arabe

Quelques instants d'histoire

Mon objectif n'est pas de retracer l'histoire de l'hypnose, des historiens s'en sont chargés et remarquablement bien, mais cela fait toujours plaisir d'avoir une idée de « comment c'était avant ? », de pouvoir retrouver des bases, des racines et de découvrir des tremplins pour progresser en profitant des expériences d'antan. Le passé est toujours source d'enseignement et ceci est particulièrement vrai pour l'hypnose.

Alors, comment l'hypnose a-t-elle traversé le temps ?

A en croire les écrits, de tous temps, l'homme s'est intéressé au pouvoir de l'esprit, au pouvoir de la magie, du mystérieux et du surnaturel.

C'est en France, dans le Périgord Noir, qu'a été retrouvée dans une grotte préhistorique, une fresque datant d'environ 17500 ans avant Jésus Christ, semblant représenter un bison tué et un homme allongé près de lui avec un bâton surmonté d'un corps d'oiseau !
Ce bâton peut nous faire penser aux peuples qui pratiquent encore de nos jours le chamanisme, en Sibérie ou en Amérique et qui l'utilisent lors de cérémonies conduisant à des états de transe.

L'homme allongé près du bison pourrait être un sorcier ou un chamane et nous pourrions visualiser tous les rituels qui l'accompagnent…ce pourrait être le début d'un voyage hypnotique. Déjà à cette époque, les symboles semblent avoir leur place.

En Extrême-Orient aussi, il y a bien longtemps, 3000 ans avant Jésus Christ, les Chinois connaissent et utilisent la transe hypnotique qu'ils associent à une médecine fondée sur l'énergie. Cette énergie appelée le « Qi » (prononcer « chi »), est une énergie circulant dans l'univers, le corps humain et sans doute dans tout être vivant.

Selon la médecine chinoise, et c'est encore vrai aujourd'hui, si le Qi circule correctement, l'univers est en équilibre et l'homme en parfaite santé. Un désordre de circulation est synonyme de maladie, de dysfonctionnement naturel.

Nous retrouvons cette approche dans le « qi gong », gymnastique orientale millénaire qui, grâce à des mouvements lents, harmonieux et fluides, permet d'installer un équilibre entre le corps et l'esprit en induisant un état de conscience proche de la transe hypnotique.

Nous retrouvons également cette énergie vitale chez les Egyptiens de la Haute Antiquité, 2000 ans avant Jésus Christ, ils l'appellent le « Ka » ; c'est peut-être cette énergie que nous recherchons quand elle nous manque… - un petit clin d'œil à ma dimension martiale de l'hypnose !

En Grèce, 900 ans avant Jésus Christ, Homère dans l'Iliade, fait allusion au pouvoir guérisseur de la main. Socrate est appelé « l'accoucheur d'âmes » en référence à ses paroles qui induisent des états de conscience particuliers, que nous pourrions qualifier aujourd'hui d'états modifiés de conscience.

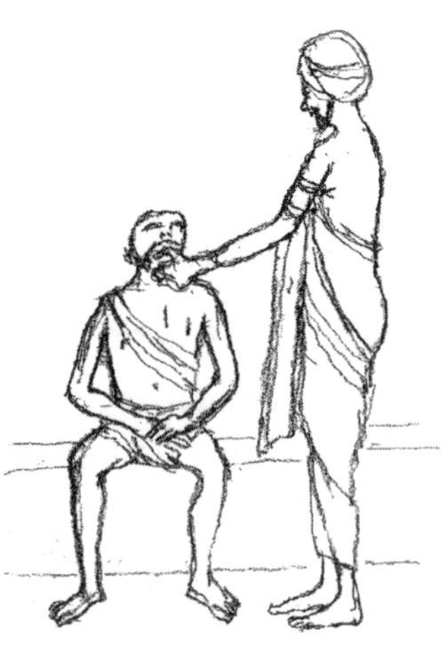

En ce temps-là

Et que penser des Evangiles et des textes de l'Ancien et du Nouveau Testament où l'utilisation de la métaphore, sous forme de parabole, est courante – l'hypnose est-elle présente sans le savoir ?

Ces quelques pas dans les temps très anciens révèlent que l'énergie vitale, la main et la parole semblent toujours avoir été des vecteurs de guérison ; ces trois éléments font aujourd'hui partie de notre travail hypnotique.

Depuis longtemps donc, et jusqu'au 17ème siècle environ, les «soignants», pour la plupart des religieux ont recours aux incantations (formule magique sensée produire un état surnaturel) et aux paroles allégoriques (idée exprimée dans une métaphore) pour prodiguer leurs soins, l'objectif étant d'emmener, en quelque sorte, le malade ailleurs ... ce n'est pas si loin de ce que nous faisons en hypnose thérapeutique.

Il faut attendre le 18ème siècle pour prétendre à une approche dite plus scientifique de la notion de transe, en particulier avec les travaux de Mesmer, qui s'éloignent des pratiques religieuses.

Franz Anton Mesmer (1734-1815) suggère l'idée d'un fluide universel influencé par des vibrations cosmiques ; il propose ainsi la théorie du magnétisme animal. Chaque individu baigne dans son fluide et sa répartition harmonieuse est synonyme de bonne santé, un dérèglement annonce la maladie, la thérapie consiste alors à réunifier le mouvement du fluide autour du malade.

Ceci n'est pas sans nous rappeler le concept de l'énergie vitale, le Qi et le Ka des temps passés, et pourrait faire allusion à l'énergie bienfaisante que nous convoitons tant… Faire le plein d'énergie !

Le magnétisme animal est très discuté par le monde scientifique du 18ème siècle, qui considère les moyens de diffusion employés par Mesmer comme discutables.

Les malades sont plongés dans des baquets remplis d'eau reliés les uns aux autres par des tiges de métal imprégnées de fluide guérisseur, le tout organisé dans une ambiance théâtrale et dans la semi-obscurité.

Bien que Mesmer eût quelques adeptes comme le marquis de Puységur (1751-1825) et Joseph Deleuze (1753-1835), le magnétisme animal est définitivement abandonné sous la révolution française.

Exercice 3 – Retour vers…
Amusons-nous à trouver des formules magiques pour éloigner quelques tracas, ou quelques douleurs. Nous sommes au Moyen-Age, recréons le contexte, l'atmosphère, amusons-nous à chasser les mauvaises ondes pour installer le bon fluide, laissons aller notre imagination…tranquillement, prenons plaisir en fermant les yeux, à jouer avec les formules magiques…
Quand nous le souhaiterons, inspirons doucement et profondément, et revenons tranquillement à aujourd'hui…

Au fait, en repensant à ce baquet « magnétisé », que dire de certaines pratiques paramédicales, de nos jours admises, comme l'immersion dans des eaux au pouvoir presque surnaturel, aux bains de boue, aux pierres chaudes et que sais-je encore…
Pourquoi y croire ? Grâce aux preuves scientifiques, sans doute, c'était juste une réflexion en pensant à Mesmer et à son baquet miraculeux.

N'oublions pas qu'à l'époque, les supports scientifiques et surtout psychologiques, ne sont pas connus, seuls les éléments matériels sont déterminants pour faire accepter une théorie. Mesmer pensait sans doute avoir des fondations naturelles solides…

Pendant tout le 18ème siècle, l'hypnose se cherche avec les travaux des uns et des autres, des inconnus, des scientifiques et des médecins, les anciennes théories sont reprises et de nouvelles sont proposées.

Mais le temps passe et, peu à peu, l'hypnose s'installe dans le monde social et médical.

En 1813, l'Abbé Faria introduit la notion de sommeil lucide ; son approche très directive, se veut persuasive voire manipulatrice, nous pouvons l'apparenter à l'hypnose de spectacle.

Vers 1840, James Braid, chirurgien ophtalmologiste de Manchester, reprend et progresse dans les idées de l'Abbé Faria, en affirmant que le patient a la capacité de s'autohypnotiser par la fixation du regard sur une source lumineuse. Braid évolue dans ses idées et reconnaît plus tard le rôle de la suggestion verbale pour atteindre l'état hypnotique.

Une évolution importante : les notions de fixation du regard, de suggestion verbale et de capacité à s'autohypnotiser qui sont toujours d'actualité !

Il faut attendre le milieu du 19ème siècle pour voir naître en France deux courants d'étude et de pratique de l'hypnose, à savoir l'école de Paris sous l'influence de Charcot à la Pitié-Salpêtrière et l'école de Nancy, guidée par Bernheim officiant à la faculté de médecine.

Ces deux médecins semblent s'opposer sur leur conception de l'hypnose.

Pour Charcot, c'est une sorte de névrose artificielle où la mise en scène théâtrale est de rigueur. Pour Bernheim, l'hypnose est un phénomène psychologique normal où la suggestion se veut thérapeutique.

Notons l'idée de normalité introduite par Bernheim, que nous retrouvons dans nos approches actuelles.

Là encore, restons attentifs à ces évolutions car nous pouvons toujours y puiser quelques informations et en tirer enseignement pour mieux progresser.

Informations à saisir, Freud l'a fait en allant étudier l'hypnose auprès de Charcot et en fréquentant également Bernheim, il dira plus tard, en 1930 :

« En ce qui concerne l'hypnotisme, j'ai pris parti contre Charcot et je n'ai pas été non plus entièrement d'accord avec Bernheim. »

Il semble mis en échec par les techniques de suggestion, aussi, il s'oriente vers l'analyse des associations libres, donnant ainsi naissance à la psychanalyse.

Sans doute Freud avait-il quelques réticences à se projeter dans l'imaginaire, préférant la sécurité d'une approche thérapeutique plus cartésienne.

La mort de Charcot en 1893 et les doutes de Bernheim sur les phénomènes hypnotiques sont à l'origine d'un déclin, certes passager mais réel, de l'hypnose en France.

L'efficacité croissante des anesthésiques ainsi que les travaux de Freud sur la psychanalyse ne sont pas pour arranger la situation mais, cependant, l'hypnose reste présente et active dans certains pays.

- En Union Soviétique, avec Pavlov et Betcherev, qui montrent expérimentalement que l'hypnose est un phénomène physiologique où,

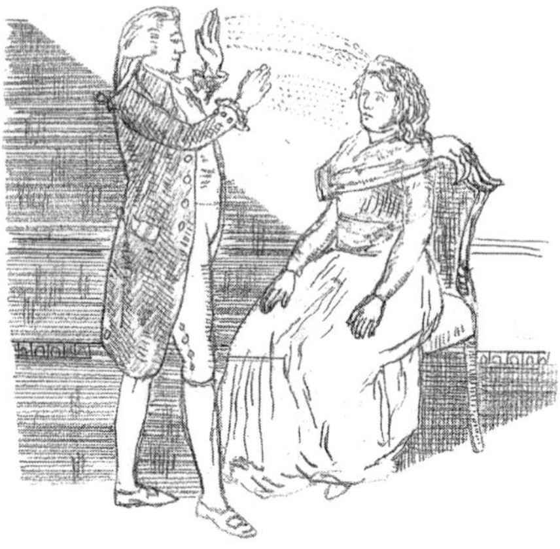

A l'époque, le pouvoir

malgré un sommeil incomplet, une partie du cerveau du sujet reste vigilant.

- En Allemagne, remarquons les travaux de Schultz, neuropsychiatre qui élabore le « training autogène », publié en 1932. Il propose un conditionnement personnel, lent et progressif permettant un lâcher-prise, retrouvé dans l'état hypnotique.

Au début du 20ème siècle, nous assistons, surtout aux Etats-Unis, au renouveau et au développement de l'hypnose. L'association de l'hypnose et de l'approche psychanalytique ainsi que les travaux de recherche scientifique œuvrent efficacement pour la diffusion de l'hypnose dans le monde.

C'est donc aux Etats-Unis que Milton H. Erickson, psychiatre américain fait revivre l'hypnose, qui ne cesse, depuis, d'être en progrès constant.

Sa vie personnelle lui a permis d'élaborer des techniques hypnotiques performantes.

Daltonien et amusique (ne percevant pas les rythmes auditifs et les mélodies), il travaille très tôt à la recherche de ses capacités internes ; apprendre à ressentir son pouls, à maîtriser sa respiration. Il apprend également à caler sa respiration sur la respiration de son interlocuteur, démarche qui demande concentration et entraînement mais qui s'avère parfaitement efficace dans l'approche hypnotique et dans la bonification de la relation patient-praticien – une pensée pour les arts martiaux, où nous retrouvons ce même travail dans les échanges entre deux partenaires...

A 17 ans, Erickson est victime d'une attaque de paralysie motrice et sensorielle du corps entier ! Sa volonté, son extrême motivation, son travail acharné lui permettent de mettre à profit ses ressources intérieures grâce à la visualisation et à la recherche des sensations de mouvement, pour retrouver une certaine mobilité. Il va apprendre conjointement à contrôler les phénomènes douloureux en développant la force de la pensée et en cultivant l'idée du changement.

On imagine le travail...

L'influence d'Erickson est indéniable dans le monde l'hypnose, il est à l'origine de la plupart des techniques hypnotiques utilisées actuellement dans le domaine médical.

Nous devons tirer enseignement de son parcours personnel et avoir conscience de l'impossibilité à se mettre totalement à la place de celui qui ressent et qui souffre.

Le vécu de l'expérience est donc un élément déterminant ; à situation extrême, solutions extrêmes, encore faut-il en avoir la capacité ou s'en donner les moyens, travail et entraînement – nous y reviendrons fréquemment dans nos approches hypnotiques cliniques.

Malgré les bases fortes proposées par Erickson, l'hypnose a toujours été malmenée dans notre 20ème siècle, allant de l'oubli au renouveau.

Des noms célèbres comme Chertok, Araoz, Godin et, plus proches de nous, Rossi, Brosseau, Roustang et bien d'autres encore, travaillent avec acharnement pour faire rayonner et progresser l'hypnose médicale.

Les neurosciences, les recherches scientifiques de haut niveau menées par des chercheurs passionnés comme Rainville et Faymonville, pour n'en citer que deux, apportent des preuves tangibles de l'efficacité médicale de l'hypnose.

Pour un voyage agréable, n'oublions pas un des conseils d'Erickson, sans doute le plus important, qui nous suggère de ne pas « vouloir faire du Erickson » mais de créer « son » hypnose. Ne cherchons donc pas à vouloir imiter, mais servons-nous « simplement » de nos expériences dans la recherche de l'état hypnotique.

Ne renions rien, le chemin existe, à nous de le trouver et d'en découvrir d'autres… Christophe Colomb a découvert l'Amérique mais les découvertes continuent !

Après ces quelques instants d'histoire, il semble que l'hypnose ait toujours existé, nous ne pouvons que la rencontrer !

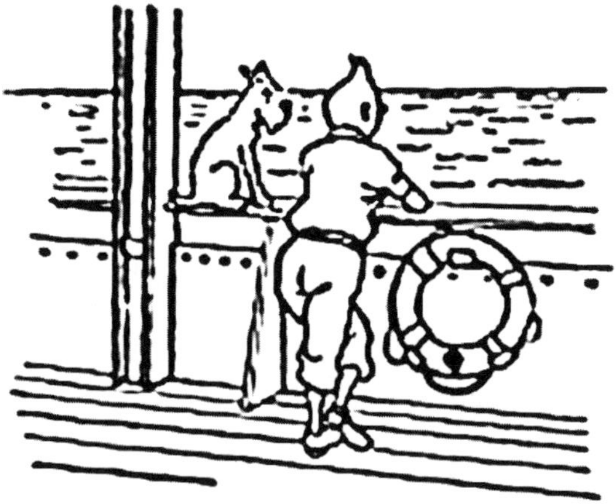

Vers d'autres découvertes…

Exercice 4 – Concentrons-nous
Nous sommes maintenant confortablement installés, respirons et, tranquillement, prêtons attention à notre main, la main droite ou la main gauche, peu importe. Voyons notre main comme une petite entreprise aux multiples fonctions, pensons à son fonctionnement, sa circulation, son architecture, tranquillement, parcourons-la des yeux ou, peut-être, visualisons-la en fermant doucement les yeux. Chaque doigt, chaque phalange, associés dans le mouvement, dans le ressenti, prenons conscience de la beauté de cette mécanique… visualisons…ressentons…
Doucement, quand nous le souhaiterons, inspirons profondément et laissons notre main revenir à ses occupations…

RAPPELONS-NOUS

- *De tous temps, une certaine hypnose a existé.*
- *L'homme a très vite pris conscience du pouvoir du geste et de la parole.*
- *Vouloir canaliser l'énergie a toujours été d'actualité.*
- *Le passé est chargé d'enseignement.*
- *La recherche scientifique est indispensable pour appréhender l'irrationnel.*
- *La recherche des ressources intérieures induit le changement.*
- *L'expérience personnelle est irremplaçable.*

Qui craint de souffrir, souffre déjà de ce qu'il craint.
Montaigne

La douleur et ses complices

Nous savons tous que la douleur est un partenaire incontournable en odontologie. Cette douleur peut être aigüe ou chronique et, dans tous les cas, elle incite tôt ou tard, bon gré, mal gré, le patient à consulter.

Retenons cette « espèce de volontariat » du patient que nous devrons exploiter à bon escient pour le bénéfice de la relation thérapeutique hypnotique.

Alors, à propos de cette douleur, sans vouloir nous engager dans une étude approfondie, revenons malgré tout sur la définition de l'Association Internationale pour l'Etude de la Douleur (IASP), qui, en 1989, considère la douleur comme une expérience sensorielle et émotionnelle désagréable liée à une lésion tissulaire.

Dans le travail hypnotique, nous retrouvons la composante sensorielle et la composante émotionnelle sur lesquelles il convient d'agir afin de modifier, voire de supprimer la perception douloureuse.

En partant de cette définition, retenons trois « sous-composantes » pour caractériser et mieux comprendre cliniquement la douleur :

- La composante sensori-discriminative considérée comme la modification de l'expérience sensorielle qui fait intervenir la localisation, l'intensité et la stimulation de la douleur.
- La composante cognitivo-comportementale qui correspond à l'interprétation de la douleur et à la modification éventuelle de notre comportement. L'histoire personnelle, émotionnelle et sociocultu-

relle module la perception nociceptive sensorielle. Notions à retenir car elles conduisent à une réponse subjective comportementale propre à chaque individu face à la douleur, sans oublier que chacun d'entre nous est un cas particulier ; nous avons tous une perception « personnelle » de la douleur qui peut compliquer l'approche thérapeutique.

- La composante affective qui représente le processus de signalisation émotionnelle de l'inconfort provoqué par la douleur (pensons au travail d'Erickson dans le contexte de l'époque).

La douleur peut donc être considérée comme multidimensionnelle sachant que certaines structures cérébrales sont impliquées dans la nociception.

- La composante sensorielle correspond à une activation du cortex somatosensoriel primaire et du cortex somatosensoriel secondaire (aires de Brodmann).
- La composante émotionnelle est caractérisée par une activation de l'insula et du cortex cingulaire antérieur. L'insula fait partie intégrante du système limbique et permet la discrimination affective et émotionnelle lors de la perception douloureuse.
- La composante cognitivo-comportementale fait intervenir le cortex préfrontal et le cortex prémoteur (aires de Brodmann).

Avec tous ces éléments, j'ai envie de dire, la douleur « c'est dans la tête » ! Plus sérieusement, il n'existe pas de centre cérébral spécifique de la douleur mais une matrice, ainsi nommée par les scientifiques. En cas de douleur, il se produit une activation des deux lobes de l'insula et des deux aires somatosensorielles sans oublier le cortex cingulaire antérieur qui intervient dans les modifications éventuelles des composantes de la douleur : amusons-nous à visualiser toute une série de signaux neuronaux tous plus rapides les uns que les autres.

Le fait que la perception de l'intensité et de l'amplitude de la douleur soit variable pour chacun d'entre nous, permet aux traitements pharmacologiques et aux stratégies psycho-comportementales de soulager la perception douloureuse en respectant des prescriptions personnalisées et savamment dosées, et en modulant le réseau neuronal des régions corticales et sous-corticales.

Tout ce discours est un peu fastidieux et semble nous éloigner de la clinique et de notre vie au quotidien, mais pour bien voyager, il faut un minimum de bagages, à chacun d'en prendre plus si affinités...au fait, nous avons oublié quelques sacs...la valise des neurosciences, qui démontrent que les suggestions hypnotiques agissent sur les trois composantes de la douleur impliquées dans l'expérience nociceptive.

Profitons de cet oubli pour rendre hommage à la technologie qui permet de caractériser l'activité cérébrale pendant le processus hypnotique, à savoir la tomographie par émission de protons et l'imagerie par résonance magnétique fonctionnelle. Les deux techniques permettent d'obtenir des mesures indirectes de l'activité cérébrale par évaluation des variations du débit sanguin cérébral. Elles reposent sur le couplage de l'activité neuronale et de l'augmentation dans le temps et dans l'espace du débit sanguin.

Dans un contexte douloureux, l'analyse de la répartition du débit sanguin cérébral montre que, sous hypnose, nous sélectionnons les réseaux associatifs sensoriels spécifiques afin de recréer un état de bien-être – en quelque sorte, nous faisons appel à nos ressources intérieures, elles existent, faisons leur confiance ; Erickson ne savait sans doute pas qu'elles existaient, mais il les ressentait (quelques instants de réflexion...).

Les travaux de Maquet en 1999 et Rainville en 2004 confortent le rôle incontestable du travail hypnotique sur le fonctionnement cérébral.

Les sciences, les recherches et les technologies médicales prennent soin de l'hypnose et l'intègrent ainsi dans le monde thérapeutique où elle occupe aujourd'hui une place à part entière; laissons faire les spécialistes et revenons à notre douleur au quotidien.

Exercice 5 – Si t'avais mal...

Et si tu pouvais, en t'installant confortablement, respirer tranquillement, et, quand ils le voudront, tes yeux se ferment. Bien, imagine maintenant que tu te piques le doigt, celui que tu veux, ça fait mal, tu ressens une douleur violente, ressens-la et maintenant, en ins-

pirant et en expirant calmement, concentré sur ta respiration, tu oublies ton doigt et tu laisses partir la sensation douloureuse sur un complexe réseau ferré où les voies s'entremêlent…elle connait le chemin pour se rendre à la salle de traitement, imagine…rapidement, elle est dans le mouvement, apaisé, tu respires la confiance de la sécurité de la salle de traitement qui t'envahit…fais confiance, parfaitement bien…
Tu ressens le bien-être installé dans ton doigt, profite…et, quand tu le souhaiteras, inspire profondément et laisse tes yeux s'ouvrir quand ils le voudront…

Conseil : Concentre-toi, cet exercice fait appel aux ressentis par l'intermédiaire d'une visualisation. Entraîne-toi, le ressenti viendra quand il voudra…

Exercice 6 – Joue avec ton esprit
Installe-toi confortablement et respire tranquillement – inspire-expire… Prends maintenant conscience de ton environnement et, quand tu le voudras, choisis un élément, celui qui te fait plaisir, un tableau, une table, une armoire, un arbre, ce que tu veux et pourquoi pas cette chaise…Et, sans précipitation, porte toute ton attention sur la chaise, tu l'habites peu à peu, sa forme, sa texture, sa couleur, son insensibilité, tranquillement, tu mets ton esprit dans la chaise, doucement, ton esprit te quitte, tu ressens la chaise, inspire-expire…profite de tes nouvelles sensations…l'esprit dans la chaise…
Quand tu le souhaiteras, inspire doucement et profondément et, peu à peu, tu reprends ta place, conserve les sensations…

Ces deux exercices sont particulièrement adaptés pour s'entraîner à éloigner une perception douloureuse, l'idéal étant de s'entraîner en l'absence de douleur pour que, lorsque le besoin s'en fait sentir, l'esprit puisse se déplacer presque instinctivement, par réflexe…

Exercice 7 – Joue avec ta respiration
Installé confortablement, tu vas maintenant, si cela te convient, tranquillement mettre tout ton esprit, toutes tes pensées dans ta respiration, sans précipitation, inspire-expire. Ton esprit est ta respiration, ta respiration est ton esprit, tu ne penses qu'à ta respiration, tu habites ta respiration, tranquillement, inspire-expire, laisse ton corps rentrer dans ta respiration, ta respiration s'occupe de tout, mets toute ta confiance dans ta respiration, inspire-expire tranquillement en toute confiance... Quand tu le souhaiteras, inspire profondément et reprends possession de ton corps...doucement, conserve le bien-être de la confiance...

Exercice 8 – Jouons avec la douleur
Asseyons-nous confortablement, sans contrainte et pendant quelques instants, ne pensons qu'à notre respiration, inspire-expire. Posons maintenant doucement notre main, la droite ou la gauche, peu importe, sur notre cuisse. Toujours dans la respiration, avec le pouce et l'index de l'autre main, pinçons le dos de notre main posée sur la cuisse, sans précipitation, augmentons l'intensité de la pince, inspire-expire, la pression augmente tout en maintenant la pincée. Tranquillement, imaginons maintenant que la pince (le pouce et l'index) soit à côté de notre main, qu'elle travaille dans le vide, elle n'a pas d'effet, tranquillement, inspire-expire, concentrons-nous sur la pince posée là, à côté, près de nous...doucement, nos yeux se ferment, inspire-expire, sans effet, sans pression, elle travaille dans le vide... Sans précipitation, comptons maintenant jusqu'à trois, un...deux...tranquillement, inspire profondément... trois, la prise se relâche, retrouvons nos sensations.

Bravo pour l'entraînement, et notre douleur, que devient-elle ?

Une certitude, la douleur dentaire aigüe (d'autres aussi...) est difficilement supportable, voire insupportable, même si nous avons un seuil de perception douloureuse élevé. En présence d'un patient qui souffre nous devons impérativement adapter notre comportement :

- Ecouter son discours
- Le comprendre
- Le prendre en considération
- Saisir les mots déterminants
- Savoir les utiliser
- Eviter la compassion excessive
- Etre « imperméable » à cette douleur
- S'adapter et agir

La douleur chronique semble plus supportable, elle nous laisse le temps de s'adapter et de s'habituer mais elle est tout aussi préjudiciable car la mémoire du corps, en l'occurrence le cerveau, qui protège et redonne vie aux sensations douloureuses, est une réalité incontournable. Peut-être serait-il judicieux de modifier cette mémoire ou tout au moins la perception de cette mémoire, ce pourrait être le rôle de l'hypnose médicale…

Pourquoi pas, mais gardons à l'esprit certains effets de la douleur sur notre comportement pour mieux les utiliser en approche thérapeutique (dimension martiale : utilise la force de l'adversaire…).

- La douleur est responsable d'une certaine inertie, d'un manque d'énergie et parfois d'un immobilisme total, qui nécessitent l'intervention (technique et comportementale) du thérapeute. Le bon sens populaire est en accord avec cette analyse : « être pétrifié de douleur » Il faut donc remettre du mouvement, c'est l'un des objectifs de notre travail hypnotique.
- Celui qui souffre est expert en sa douleur et tous les moyens sont bons pour se faire comprendre en donnant des informations très parlantes et métaphoriques :
  « C'est comme si un poignard me transperçait la joue… »
  « C'est comme si je recevais une masse sur la tête… »
  « C'est comme un étau… »
  A chacun ses images, que le thérapeute doit saisir, comprendre et

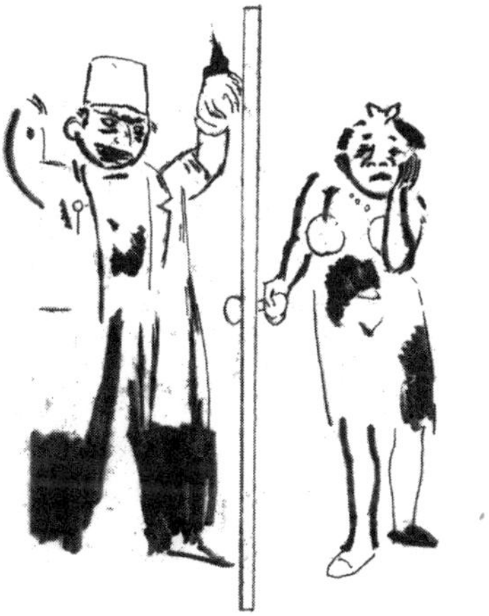

J'ai mal comme si...

modifier pour transformer la perception douloureuse.

- La douleur nous entraîne dans un certain paradoxe : elle nous immobilise mais nous fait aussi bouger...en allant consulter ! Ce paradoxe est sans doute un début de victoire sur la douleur, l'expression d'un certain volontariat indispensable à toute guérison et partenaire privilégié de notre voyage hypnotique.

Redonner du mouvement, modifier les sensations, intensifier le volontariat sont les fondations de notre thérapeutique hypnotique dans un contexte pathologique et, a fortiori, douloureux.
Ces trois principes nous aident à mieux voyager...

- Supporter la douleur sans rien faire est une erreur, il convient d'agir rapidement pour modifier la perception douloureuse, de garder le contrôle afin qu'elle ne s'installe pas dans la mémoire du corps. Toute la difficulté est là, il convient de trouver le bon équilibre : utiliser une certaine intensité du ressenti douloureux pour mieux le contrôler, pour mieux l'éloigner. Dans ce contexte douloureux, les médicaments et le travail en hypnose médicale sont une association « gagnante », à chacun d'adapter les prédominances.

Exercice 9 – T'as mal…
Tu ressens une douleur, quelle qu'elle soit, peux-tu mettre en application en « urgence » l'exercice 6 ?
Il y a urgence, il ne s'agit plus de s'entraîner, mais de se défendre… alors, défends-toi !

- La douleur est toujours une sensation subjective, ce qui donne une importance réelle à l'effet placebo et au travail sur le symptôme qui permettent de réduire l'intensité du ressenti douloureux. Travailler sur le symptôme, c'est donner des informations sur la pathologie, c'est expliquer le traitement et le rôle des médicaments, toujours dans un langage accessible. Le ressenti hypnotique fait appel à ces approches en prenant soin de respecter la personnalité du patient.

Exercice 10 – Une « rage de dent »…
Entraînons-nous à accompagner notre patient dans cette épreuve, prêtons attention à notre discours et visualisons-nous en présence d'un patient douloureux, entraînons-nous simplement et tranquillement, nos gestes, nos attitudes, notre présence, adaptons-les, nous sommes avec le patient, qui a besoin de nous, mettons-nous dans une totale disponibilité, tranquillement et totalement… Au fait, si nous étions le patient, serions-nous ainsi mieux armé pour faire face à notre rage de dent ?

- Une stratégie multimodale est toujours bénéfique pour déstabiliser, faire bouger et éloigner la douleur. Le diagnostic, l'introversion (si nécessaire), les médications, l'approche comportementale, l'activité et le suivi constituent ensemble une véritable force antidouleur, mais restons attentifs ; à chaque douleur, une force adaptée…

Exercice 11 – Face à la douleur…
Lors de ta prochaine rencontre avec la douleur, adapte ton compor-

tement : hypnose médicale (exercices 6 et 7) ou médication, médication et hypnose médicale... Apprends à « jouer » avec la douleur, à l'apprivoiser, à t'adapter, à gérer, à déléguer si nécessaire.

- L'absence totale de douleur est rare. Notre vie est une succession d'expériences, de contextes et de ressentis aussi divers les uns que les autres où les sensations douloureuses peuvent insidieusement prendre une place à part entière. A nous d'accepter que la douleur fasse plus ou moins partie intégrante de notre existence et pourquoi ne pas prendre exemple sur le philosophe allemand, Friedrich Nietzsche (1844-1900) :
  « J'ai donné un nom à ma douleur et je l'appelle « chien ». Elle est tout aussi fidèle, tout aussi importune et impudente, tout aussi divertissante, tout aussi intelligente que n'importe quel chien, et je peux lui crier dessus et me défouler de ma mauvaise humeur sur elle. »

Nietzsche nous propose une visualisation hypnotique intéressante pour se dissocier de la douleur... Tiens, en cet instant, un air me traverse l'esprit et je pense au chanteur Gilbert Bécaud, qui, dans une de ses chansons nous dit : « tes soucis, tiens, pose-les là sur la table, laisse passer, laisse passer et le temps... »

Nous avons là deux personnes que rien, apparemment, ne rapproche sauf, peut-être, une démarche hypnotique toute naturelle où les neurosciences et la haute technologie ne sont pas omniprésentes, tirons-en enseignement pour gérer en toute simplicité hypnotique un contexte désagréable...mais, entraîne-toi, quand même !

Nous venons de passer quelques instants avec la douleur, certes plus dans le ressenti que dans la compréhension scientifique mais, dans le travail hypnotique, le ressenti prend le pas sur la compréhension: les exercices et les expériences personnelles sont une très bonne école d'apprentissage.

Dans la vie ou dans la pratique quotidienne, vous avez dû remarquer que la douleur n'est pas une solitaire, elle est toujours accompagnée de complices comme le stress, la peur, l'anxiété, l'angoisse, la phobie et, parfois, la crise de panique, qui, tous, travaillent dans son ombre et en potentialisent les effets.

Le stress, un peu comme la douleur, fait partie intégrante de notre existence, l'absence totale de stress est rarissime, aussi emmenons-le vers la positivité, en profitant de sa présence pour nous inciter à l'action.

Le couple stress négatif et stress positif essaie sans cesse de nous influencer, faisons plaisir au négatif en lui donnant le privilège de décupler les ressources du positif !

Le comédien, le chanteur peuvent être stressés, avoir le « trac », avant de monter sur scène ; une profonde inspiration, ils entrent en scène, le stress positif explose, le spectacle commence… Le trac est alors oublié et le plaisir d'être sur scène dirige le mouvement.

Se faire plaisir, avoir plaisir à… François Roustang fait souvent référence à cet état d'esprit dans ses écrits et ses réflexions, c'est effectivement la condition pour favoriser un contexte de positivité inducteur de mouvement et de solutions.

En pensant au stress, cette petite anecdote d'un jeune comédien qui se vantait auprès de Sarah Bernhardt (1844-1923) de n'avoir jamais le trac (à cette époque le mot « stress » n'était pas encore entré dans les mœurs) ; Sarah Bernhardt lui aurait répondu que cela viendrait avec le talent ! Tout un programme, mais surtout quelle leçon de modestie et d'humilité, deux valeurs indispensables au voyage hypnotique.

Patient, praticien, chacun doit donc gérer un certain stress, qui, non contrôlé, peut évoluer vers une émotion primaire comme la peur. Nous entendons trop souvent l'expression « j'ai peur de… », qui devient une habitude, mais une « mauvaise habitude » car elle ne favorise ni la positivité, ni la confiance.

Retenons une nouvelle fois les suggestions de Roustang qui conseille d'arrêter d'avoir peur…d'avoir peur ! Si nous considérons que l'image mentale induit l'action, effectivement interdisons-nous le « j'ai peur de… », qui ne peut que susciter l'immobilisme et la non-action, tout le contraire du voyage. Nous faisons bien sûr une différence entre « j'ai peur de... » et la peur à l'état pur qui, elle, peut être synonyme de mouvement, d'action (défense, attaque ou fuite...), tout dépend du contexte.

Prenons donc soin de gérer positivement le stress, associé ou non à la douleur et de contrôler toute peur éventuelle, porte ouverte sur l'anxiété et l'angoisse qui sont des états de peur excessive et installée. Ce contrôle est d'autant plus nécessaire qu'une angoisse peut devenir phobie, pouvant engendrer une crise de panique, situations heureusement rares mais malgré tout réelles en odontologie.

Plus nous avancerons dans le voyage hypnotique et plus nous maitriserons les moyens de contrôle de la douleur et de ses complices, en donnant du mouvement à notre image mentale positive; alors, au travail !

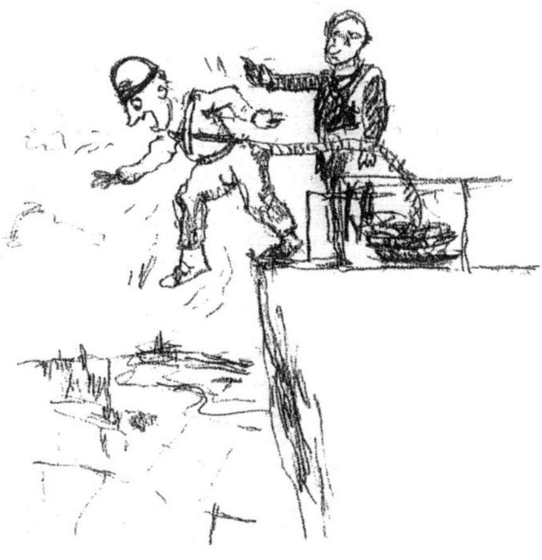

Même pas peur !

Exercice 12 – Amusons-nous

Amusons-nous à répertorier toutes les situations où il nous est arrivé de dire « j'ai peur de... », « je suis stressé... », et que s'est-il passé ?

Qu'aurions-nous pu dire ?

Comment aurions-nous pu modifier le contexte ?

Exercice 13 – Assis…
Un peu d'art martial pour gérer une perception douloureuse. Si cela vous convient, accroupissez-vous tranquillement sur les genoux, à même le sol, assis sur les talons, en position de prière, de préférence pieds nus.
Restez dans cette position aussi longtemps que possible en mettant tout votre esprit dans la respiration…inspire-expire, votre esprit est « ailleurs ».
Calmement, déplacez vos sensations, tout votre esprit dans la respiration, votre corps prend plaisir à la position, sans contrainte, l'énergie dynamise votre corps…restez dans la position, inspire-expire…
Quand vous le souhaiterez, arrêtez l'exercice avec une profonde inspiration et remettez-vous physiquement en mouvement, tranquillement, inspire-expire, reprenez vos sensations habituelles…

Remarque : Très bon exercice d'autohypnose pour gérer une douleur qui s'installe progressivement, et parfaitement adapté pour potentialiser la visualisation et la concentration.

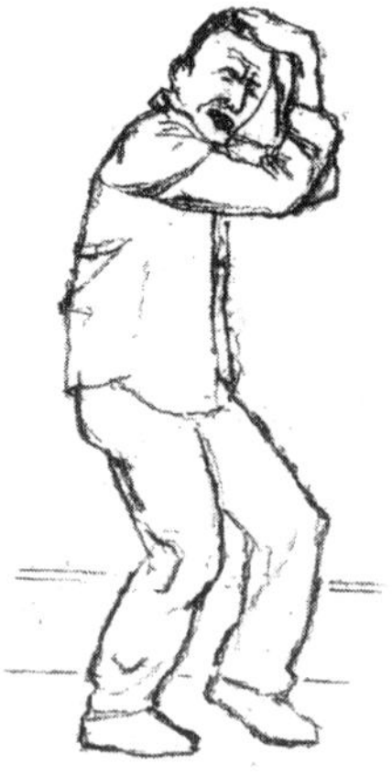

Tellement mal !

A SAVOIR

La douleur est une expérience sensorielle et émotionnelle.
La douleur est une réalité de l'existence.
La douleur doit toujours être prise en considération.
La douleur est responsable d'immobilisme.
La douleur induit le stress, la peur et plus si affinités…
Le travail hypnotique est un « anti-douleur ».

Si nous voulons trouver de la beauté sur la route, nous devons l'emporter en nous.
Emerson

Les bagages hypnotiques

Pour bien voyager, il faut un minimum de bagages, pas de superflu, le nécessaire suffira. Partons maintenant à la découverte du matériel et du processus hypnotique en contrôlant autant que faire se peut nos appétits cartésiens.

Je me suis aperçu, l'expérience aidant, que le recours aux « exercices » se fait de moins en moins ressentir dans mon approche clinique hypnotique, au profit de ce que j'appelle l'atmosphère hypnotique. Ces sensations sont sans doute liées au conseil de François Roustang qui suggère d'oublier ce que l'on a appris pour faciliter le lâcher-prise, mais il nous suggère aussi d'apprendre. Alors, dans tous les cas, apprends avant d'oublier...

Qu'il s'agisse d'hypnose traditionnelle, généralement très directive, ou d'hypnose dite « ericksonienne », qui se veut conversationnelle et permissive, il convient de se familiariser avec un vocabulaire spécifique.

- L'induction hypnotique est un processus de dissociation psychique obtenu par divers procédés de communication comme le dialogue, la prise de conscience de la respiration et du ressenti corporel, la possibilité de revivre une expérience positive ou encore le travail de l'imaginaire pour visualiser un endroit agréable. L'objectif de l'induction est d'être à la fois « ici et ailleurs ».

- La focalisation de l'attention permet d'obtenir une restriction du

champ de conscience qui diminue voire supprime toute stimulation extérieure dérangeante. Cette focalisation peut être obtenue par fixation d'une source visuelle, auditive, olfactive ou somesthésique, mais aussi par une activité physique ou mentale demandant une intense concentration. La focalisation est dépendante de la relation entre le thérapeute et le patient ; le thérapeute est à l'écoute, le patient propose, avec le verbal et le non-verbal, des éléments que le thérapeute doit saisir et exploiter. Le thérapeute est attentif pour fixer l'attention du patient…là est toute la difficulté.
Erickson considère qu'en proposant une transe hypnotique à un patient, ce dernier doit lui donner toute son attention. Avec cette approche, le thérapeute devient la source d'attention, et pourquoi pas, si cela permet de valoriser la relation avec le patient et de faciliter la dissociation.

- Le saupoudrage consiste à placer dans la conversation des adjectifs, des adverbes permettant de favoriser l'état d'intériorisation et d'apaisement que nous recherchons en hypnose.
  « *Pendant que vous vous installez tranquillement, vous faites calmement connaissance avec ce qui vous entoure et, tout naturellement, vous vous sentez bien, doucement, vous vous laissez emporter par l'ambiance sereine et apaisée…* »

- La confusion consiste à construire un discours volontairement complexe, voire dénué de toute logique afin d'amener, petit à petit, le patient à décrocher et à se recentrer sur lui-même après avoir inconsciemment essayé de comprendre ce discours. Ce décrochage peut être assimilé à l'état de conscience modifié recherché dans la transe hypnotique.
  « *Vous vous installez pour être tranquille pour cette fois mais aussi pour une fois suivante, qui, sans être la première fois, peut-être la suivante même s'il y a toujours une deuxième fois pour être plus tranquille que la première fois…* »

A ce stade, nous pouvons nous interroger : qui est en transe ? Le thé-

rapeute accompagne le patient, il prend, en quelque sorte, le même chemin… Chacun adapte la confusion selon sa personnalité. Nous pouvons faire plus simple.
« Nous allons nous installer, le temps a été agréable aujourd'hui, tout va bien, tiens, une musique que j'aime, finalement, nous ne sommes pas en retard, au fait, bientôt les vacances, tranquillement mais sérieux… »

Là encore, notre discours s'adapte au contexte et se veut d'autant plus efficace que notre imagination est prolifique.

- Le truisme est un moyen de communication fondé sur l'évidence et le bon sens afin que le patient ne puisse qu'approuver le discours et qu'en présence d'une suite de propositions, il accepte et accomplisse plus aisément la proposition thérapeutique.
  « Voilà, installé confortablement, c'est agréable de se sentir bien, si cela vous convient, quand vous le souhaiterez, vous pouvez fermer les yeux, vous ne voyez plus rien… Confortablement, vous vous sentez bien, votre corps profite du confort…tranquillement, sans précipitation… »

  Le truisme, encore appelé le « yes-set » par Erickson, permet donc de créer un climat d'acceptation où l'accord conscient du patient facilite l'accomplissement de l'objectif.

- L'alternative illusoire et le « double lien » proposent un choix plus ou moins illusoire au patient, qui l'éloigne de la situation présente en lui suggérant son incapacité à résoudre un problème, permettant ainsi au praticien de « prendre la main » et d'obtenir l'accord du patient qui aura tendance à dire « je vous laisse faire, c'est vous le professionnel »
  « Vous souhaitez que nous commencions par l'anesthésie ou par la désinfection de la dent ? »
  « Vous êtes venu pour vous faire soigner, quel soin vous semble nécessaire ? »

A nous de jongler avec l'illusion en proposant des choix plus ou moins complexes, toujours en fonction du contexte et de l'intensité du besoin de dissocier le patient de la situation présente.

- Le « comme si… ». C'est peut-être mon préféré car, que ce soit en hypnose formelle (traditionnelle), en hypnose conversationnelle ou en autohypnose, le « comme si » est omniprésent et peut être considéré comme un passeport pour l'imaginaire. En jouant avec l'imagination, il devient possible de se fabriquer mentalement une réalité différente et de conditionner notre comportement.
  En se créant (autohypnose) ou en créant (praticien-patient) une nouvelle représentation du contexte de situation, nous induisons des modifications intellectuelles, émotionnelles et physiologiques qui favorisent l'acceptation et le changement.
  « Et si nous faisions comme si… »
  « Ma douleur, c'est comme si… »
  « Je fais comme si… »

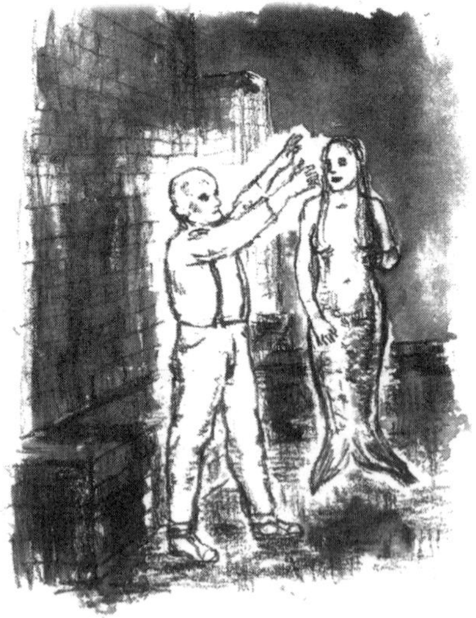

Fais comme si…

Les possibilités sont infinies, totalement dépendantes de notre imagination et parfaitement adaptées à l'approche hypnotique en odontologie.

Notre discours s'établit donc en associant, si nécessaire, au gré de notre imagination, du contexte et de l'improvisation, les éléments que nous venons de rencontrer.

« Vous êtes installés confortablement, prenez conscience du bien-être de votre corps, tranquillement, en respirant calmement, votre inspiration se fait plus lente, plus profonde, vous l'accompagnez de plus en plus comme si vous partiez pour un agréable voyage, partir, revenir peu importe, vous bougez, la mer, la montagne, le ciel, ou peut-être tout ensemble, tranquille, profitez... »

> **Exercice 14 – La valise d'induction**
> **Crée un petit discours d'induction.**

> **Exercice 15 – La valise de saupoudrage**
> **Crée un petit discours de saupoudrage.**

> **Exercice 16 – La valise de confusion**
> **Crée un petit discours de confusion.**

> **Exercice 17 – La valise de truisme**
> **Crée un petit discours de truisme.**

> **Exercice 18 – La valise d'alternative illusoire**
> **Crée un petit discours d'alternative illusoire.**

> **Exercice 19 – Vérifie les bagages...**
> **Amuse-toi maintenant à laisser libre cours à ton imagination pour**

élaborer un discours où tout se mêle : l'induction, la focalisation, le saupoudrage, la confusion, le truisme, l'alternative illusoire ; tu es avec le patient, laisse faire ton imagination…

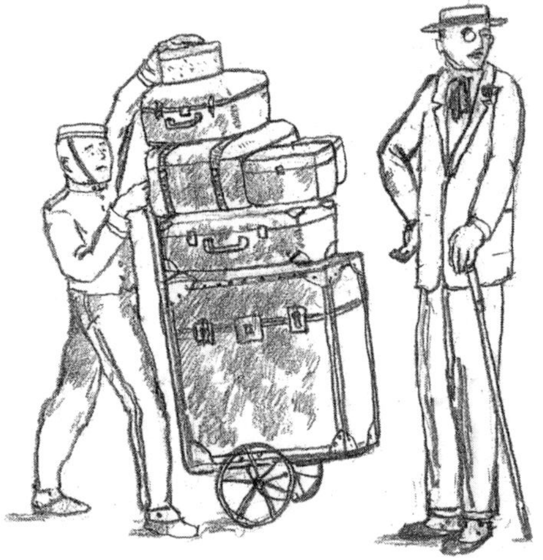

J'ai tout pris ?

QUELQUES REPÈRES

L'induction est un processus de dissociation.
La focalisation permet de détourner l'attention.
Le saupoudrage contribue à se recentrer sur soi.
La confusion aide à « décrocher », à lâcher prise.
Le truisme favorise l'acceptation.
L'alternative illusoire permet au thérapeute de « prendre la main ».
Le « comme si… » est le passeport pour l'imaginaire.

L'esprit intuitif est un cadeau sacré et l'esprit rationnel une fidèle servante. Nous avons créé une société qui honore les servants et qui a oublié les cadeaux.
Albert Einstein

Pause - Réflexion

J'aimerais maintenant que nous profitions ensemble d'une pause-réflexion. Je vous parle souvent d'imagination; effectivement, l'imagination, l'improvisation, l'instinct, l'intuition, l'instant, l'émotion et l'empathie font partie de notre discours de communication hypnotique. Consacrons-leur quelques instants d'attention.

L'imagination et l'improvisation sont deux associées inséparables de l'état hypnotique. L'imagination est importante car, en hypnose, il faut savoir raconter des histoires et les plus belles histoires sont celles qui nous emmènent dans l'imaginaire, tout en gardant une pointe de réalité. Ce mélange imagination-réalité doit être savamment dosé afin que celui qui écoute puisse s'évader vers l'ailleurs tout en restant ici. L'Histoire est pleine de conteurs qui illuminent les yeux des enfants et les transportent tout simplement dans un voyage hypnotique. Un bon conteur ne se contente pas seulement d'être écouté, il doit être capable de faire vivre l'histoire, de transformer celui qui écoute en acteur. Nous retrouvons cette ambiance d'imaginaire chez les enfants ; le petit garçon ne joue pas au policier, il « est » le policier...

Ce rôle de conteur, c'est le nôtre lorsque nous proposons un exercice hypnotique à nos patients, à nous de faire au mieux pour qu'ils vivent l'exercice afin de percevoir le ressenti. C'est ici qu'intervient l'improvisation : avec quelques données, nous devons construire un discours et adapter notre comportement. Dans la plupart des cas, le patient nous donne les éléments pour improviser, pour être un bon conteur... L'improvisation est bien évidemment dépendante de l'expérience et de l'entraînement, chaque situation clinique est source d'enseignement et nous fournit des informations réutilisables à souhait.

Finalement, nous improvisons avec les éléments en notre possession et nous imaginons si nous sommes en manque de données, mais nous pouvons aussi improviser en imaginant, tout simplement ! Cette gymnastique de l'esprit est le propre d'une séance d'hypnose au fauteuil ; il convient de créer sa séance en fonction du cadre, de la personnalité du patient et, bien sûr, de la nôtre. Chaque séance est unique, il n'existe pas de séance-type, l'adaptation est de rigueur, l'objectif étant de vivre l'histoire.

Faire appel le plus souvent possible à l'imagination et à l'improvisation évite d'être figé dans la réflexion, et permet de nous éloigner d'un environnement à dominance cartésienne où le besoin de compréhension est un handicap pour le voyage hypnotique.

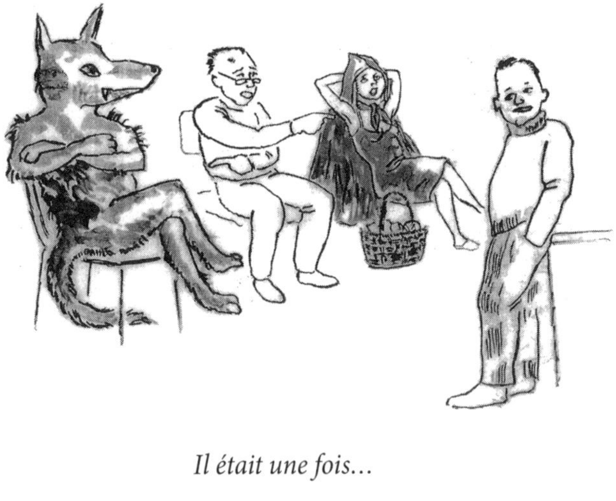

Il était une fois…

Exercice 20 – Au théâtre de l'improvisation…
Avec ces groupes de mots, improvisons trois histoires en imaginant… :

soleil – plaisir – vent – vacances
aujourd'hui – partir – argent – longtemps
dent – douleur – lourd – nuit.

Et que penser des « 3 I » : l'instinct, l'intuition, l'instant ?

L'*instinct* est considéré comme l'apanage du monde animal, mais aussi bizarre que cela puisse paraître, en tant qu'être humain, nous le recherchons pour améliorer notre comportement face aux turbulences de la vie quotidienne (un signe de plus de la dépendance entre l'homme et l'animal...). Il est courant de dire que l'animal réagit « par instinct » et si nous allons plus avant dans la réflexion, nous avons tendance à dire qu'il a réagi sans réfléchir, car il est bien connu que l'animal ne réfléchit pas ! Et nous, confrontés à une situation délicate, voire dangereuse, nous avons également l'habitude de dire « j'ai réagi instinctivement, cela m'a sauvé la vie... ».

Alors, cette réaction instinctive fait-elle appel à des apprentissages antérieurs ou est-elle innée ? Sans doute les deux car cette réaction souvent associée à la surprise et à la peur, induit un geste ou une dynamique parfaitement adaptés pour éviter, déjouer ou créer. En art martial, lorsqu'un mouvement est parfaitement exécuté, il est fréquent de dire « il est dans son mouvement, il travaille dans l'instinct, dans la sensation », ou encore « il vit son mouvement... ». Le sportif, à l'instant où il réalise son mouvement, ne pense pas à la technique, il est dans l'oubli, habité par la dynamique, mais que de travail en amont pour en arriver là !

Nous ne sommes pas très loin de la réflexion de François Roustang qui conseille, et nous en avons déjà parlé, d'oublier ce que l'on a appris pour mieux être dans le ressenti hypnotique. Irons-nous jusqu'à dire que nous devons être dans l'instinct pour appréhender l'hypnose ? Et pourquoi pas...

Quant à l'*intuition*, elle demande déjà de la réflexion, du ressenti. Agir par intuition, c'est agir après avoir réfléchi presque « instinctivement », au mieux de nos intérêts, selon nos sensations, nos perceptions et en faisant appel à notre expérience, à nos apprentissages, en donnant l'impression d'avoir tout oublié, en donnant l'impression que tout se passe naturellement. Comme l'instinct, l'intuition est présente dans le travail hypnotique que ce soit en autohypnose ou en hypnose conversationnelle, en particulier pour saisir les informations du langage non verbal.

N'oublions pas l'*instant* : est-il lié à l'instinct et à l'intuition ? Sans doute, car c'est dans l'instant que nous réagissons instinctivement par intuition !

Ainsi, l'instant fait partie du voyage hypnotique, être à la fois « ici, maintenant et ailleurs » est une formule fréquemment retrouvée dans le langage hypnotique. C'est simple à dire mais complexe à mettre en œuvre, a fortiori dans un contexte douloureux. Etre dans l'instant, c'est un peu rejoindre l'animal qui ne semble pas se poser la question de l'après, c'est être capable de profiter du moment sans se poser de question, c'est être capable de contrôler ses émotions, ses perceptions, en un mot, c'est exister tout « bêtement », c'est vivre tout naturellement… A trop réfléchir, à trop être dans le pourquoi et le comment, nous en oublions l'instant, laissons les 3 I prendre le contrôle.

Encore une fois, il serait bon d'être « un peu animal » pour profiter de nos déplacements hypnotiques.

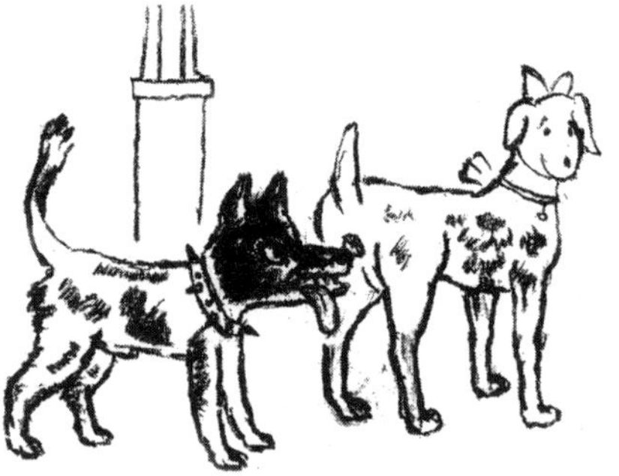

Tout bêtement…

Exercice 21 – La vie au quotidien
Que penses-tu avoir fait dernièrement instinctivement ?
Dans quelles situations as-tu réagi intuitivement ?
Que peux-tu faire pour être dans l'instant ?
Réfléchis à chaque réponse, l'instinct, l'intuition, ont-ils été bénéfiques et l'instant, si tu as réussi à le saisir, préviens-moi…

Et nos *émotions*, nous aimerions tous jouer avec nos émotions car chaque jour, elles nous submergent et selon notre état du moment, psychique et physique, nous risquons de nous laisser enfermer dans un climat émotionnel excessif préjudiciable à la prise de décision et au mouvement, très convoités en hypnose. Ce serait bien de décider et de se mettre en mouvement pendant notre voyage, alors faisons le maximum pour cela.

L'objectif avec nos émotions, serait de pouvoir, en partie, les ignorer pour qu'elles ne nous influencent pas excessivement, ou, tout au moins les contrôler efficacement, pas si facile !

Ignorer nos émotions, avons-nous dit, ce serait effectivement l'idéal mais nous ne pouvons que nous adapter en restant dans la mesure du possible maître de nos émotions.

Négligeons discrètement les émotions « extérieures » qui ne nous touchent pas personnellement mais qui sont réellement inductrices de tensions, apprenons à les éloigner sans pour autant y être totalement indifférents. Aujourd'hui, l'information est omniprésente, prenons soin de ne pas nous l'approprier, faisons l'effort de filtrer cette information ou pourquoi pas de la mettre « à côté ». Nous retrouvons ces sensations avec nos patients, nous écoutons, nous entendons mais nous devons rester à notre place et nous tenir « à côté » du patient même si nous l'accompagnons dans le voyage.

Quant à nos émotions personnelles, elles ont évidemment plus d'impact sur notre comportement, les mettre « à côté » est un réel travail, qui fait partie de notre démarche hypnotique. Comme dit le proverbe japonais : « on ne peut pas mettre le vent en cage »…

Sans mettre les émotions en cage, apprenons à les déplacer pour les percevoir autrement et surtout sans culpabilité. C'est à ce moment que l'imaginaire peut être un recours pour protéger notre équilibre psychoaffectif et, pour ce faire, nous pouvons, comme un pilote automatique, gérer les turbulences, naviguer entre ressenti et indifférence en dédramatisant ou au contraire en profitant au mieux de l'impact émotionnel : là encore, il faut s'entraîner !

Savoir doser son degré émotionnel est une des conditions pour percevoir le ressenti hypnotique et particulièrement lorsque nous travaillons en autohypnose, moment où nous nous retrouvons seul avec nos émotions. Accompagné d'un thérapeute, ce dernier peut nous aider à gérer, mais en tant que praticien, c'est à nous de soutenir le patient, au fait, n'oublions pas, nous sommes « à côté »…

> **Exercice 22 – Mets-toi à côté…**
> **La prochaine fois que tu écoutes les actualités, entraîne-toi à prendre du recul…**
> **Entraîne-toi à relativiser tes émotions en recherchant la positivité même si ce sont des émotions dites négatives que je classerai dans le registre des « mauvaises nouvelles ». Recherche la positivité, cherche, tu vas la ressentir, entraîne-toi à te dissocier de tes émotions…**

Pour terminer cette pause-réflexion, quelques mots de l'empathie qui fait également partie du voyage hypnotique.

Il est vrai que dans la plupart des ouvrages consacrés à l'hypnose, l'empathie avec le patient fait référence. Certes, l'accordage avec la personnalité du patient est déterminant car il permet d'évaluer sa suggestibilité et son hypnosensibilité mais aussi, de discerner rapidement si nous avons affaire à un sujet psychiquement actif ou passif. L'accueil, le dialogue, l'interrogatoire médical et l'attention portée au langage non verbal font partie de l'approche empathique.

Cependant, l'empathie totale n'existe pas, selon notre perspicacité et le contexte psychologique, nous tendons vers; Etre réellement sur la « même longueur d'onde » est prétentieux, nous ne savons jamais exactement ce que l'autre pense, ce qu'il ressent. Il faut rester sincèrement très modeste dans le relationnel.

Dans notre rencontre avec le patient, nous travaillons en ayant recours à des suppositions, des interprétations plus ou moins précises mais généralement suffisantes pour cerner la personnalité de notre interlocuteur. Cette empathie relative (accordage) est indispensable pour adapter notre approche hypnotique et en particulier pour choisir ou créer les suggestions appropriées à la situation clinique.

Plus nous sommes en phase avec le patient, plus nos suggestions sont efficaces et spécifiquement les suggestions post-hypnotiques qui permettent au patient de réaliser son travail interne en autohypnose.

Notre personnalité, nos attitudes influencent ce travail empathique, être sûr de soi, convaincant dans son discours, être capable d'affirmer sa présence et de transmettre la positivité, sont des atouts certains. Voyageons en gardant présent à l'esprit ces trois principes hypnotiques qui conviennent aussi à la philosophie martiale…

- Toute image mentale qui s'impose tend à se réaliser
- Si la volonté et la conviction s'opposent, la conviction l'emporte
- L'effort engendre le contraire de l'effet espéré, sans image mentale associée

Reconnaître la place prépondérante du mental est une avancée certaine pour le ressenti hypnotique et pour rester dans notre domaine médical, nous savons tous que la réussite d'une intervention et la prescription d'une médication sont largement conditionnées par le « mental positif » du patient mais aussi du praticien. Ainsi, le mental est intimement lié à l'empathie, à la capacité à projeter dans l'avenir les effets bénéfiques d'une action présente ; sur le chemin de l'hypnose, sans image mentale positive, il nous manque un bagage…

Exercice 23 – Jouons avec l'empathie
Fermons doucement les yeux, pensons tranquillement à la personne et au contexte de notre choix. Visualisons 5 raisons pour être en empathie avec cet environnement.

Exercice 24 – Adapte-toi
Lors d'une prochaine rencontre, quel que soit le contexte, favorise l'empathie, l'accordage par ton comportement, ton dialogue, tes attitudes.

Exercice 25 – Le mental
Pensons à 3 images mentales positives, mettons-nous dans le mental positif avec sérénité.

Exercice 26 – Tu réussis…
Laisse ton mental prendre une place prépondérante dans la vie quotidienne. Visualise la réussite de tes actions, je vais réussir à…, je me vois dans la réussite de…, je m'y vois comme si j'y étais…, visualise tranquillement.

Exercice 27 – Le mental positif travaille
Nous allons nous endormir, tranquillement, dans le calme, confortablement installés, pensons positif…tout va bien, tout s'est bien passé, doucement les yeux fermés, tout ira bien demain, je suis en pleine possession de mes moyens pour réussir avec certitude, tout se passe bien, je me sens plein d'énergie, tranquillement, je laisse tout mon organisme profiter de cette énergie, mon esprit et mon corps respirent l'énergie bienfaisante de la nuit, chaque partie de mon corps, chaque organe, chaque cellule, au mieux de ses intérêts, laisse faire…

A RETENIR

- *L'imagination et l'improvisation sont des incontournables.*
- *L'instinct, notre côté animal.*
- *L'intuition, l'associé humain de l'instinct.*
- *L'instant, ne cherchons pas à le saisir, vivons-le…*
- *Les émotions, gardons la main en pilotant automatiquement.*
- *L'empathie, pour vivre au mieux le relationnel.*

C'est en essayant encore et encore que le singe apprend à bondir
Proverbe africain

Un peu de technique

Depuis que nous voyageons, je vous ai suggéré à plusieurs reprises d'être dans le ressenti, de laisser aller notre imagination, notre instinct, notre intuition, de s'entraîner avec des exercices, de mettre dans l'ombre autant que faire se peut notre esprit cartésien, d'oublier ce que nous avons appris, d'être dans le lâcher-prise mais, toutes ces démarches demandent un minimum de technique...

Les mots, toujours les mots

Afin de faciliter le ressenti hypnotique, nous devons prêter une attention particulière à notre vocabulaire, à la façon de nous exprimer et induire ainsi une atmosphère hypnotique.

Etre attentif, c'est-à-dire... ?

Pour être sur le chemin de l'empathie, le choix des mots est déterminant. Si nous sommes, par exemple, dans un contexte douloureux, nous éviterons de mentionner le mot « douleur », nous avons entendu le patient, nous avons conscience de cette douleur et nous la prenons en considération mais, dans notre approche thérapeutique, ne la sollicitons pas verbalement.

Nous pourrions à cet effet nous constituer un recueil de mots déconseillés, voire interdits pour le dialogue avec le patient ou avec nous-mêmes et les remplacer par des périphrases plus ou moins imagées qui, avec l'entraînement et l'expérience deviendront spontanées.

Quelques idées pour le recueil :

Inquiétude, crainte, problème, peur, douleur, mal, difficile, piqûre, grave, embêtant, angoisse, panique, incertitude…cette liste n'est pas exhaustive car le ressenti des mots dépend de la situation clinique et de la façon de les exprimer.

Un recueil de mots interdits mais aussi un *recueil (en réserve) de mots choisis* :

Bien, tranquillement, plaisir, doucement, content, reposer, guérison, soulager, mieux, rassurer, améliorer, respirer, profiter, confiance, bien-être… et là encore, la liste n'est pas exhaustive, à nous de compléter le recueil, de travailler notre imagination, notre improvisation, tout en restant dans un positif réfléchi et pondéré ; un excès de positif manque de sincérité.

Nous devons être attentifs aux mots mais aussi à la façon d'exprimer nos intentions. Il faut être suffisamment explicite afin d'éviter toute ambigüité dans l'interprétation.

- Evitons :
  « *C'est un peu* ***difficile****, mais je pense que cela ira bien…* »
- Préférons :
  « *Un peu de travail aujourd'hui, tout va* ***bien****…* »

- Evitons :
  « *Cela ne fera pas* ***mal,*** *ce n'est rien du tout…* »
- Préférons :
  « *Juste une formalité, c'est* ***tranquille****…* »

A la réception, les mots retenus sont « difficile », « bien », « mal », « tranquille »… Nous ne sommes pas celui qui entend et pas vraiment dans le ressenti du patient; ainsi, nous assurons un accompagnement bienveillant.

Nous sélectionnons notre vocabulaire pour l'intervention, mais la sélection se justifie aussi pour l'accueil et pour le post-opératoire, c'est ainsi que l'atmosphère hypnotique « se respire ». Chacun dans le cabinet médical œuvre dans la même direction, toujours sans excès…

« Bonjour, content de vous revoir… »
« Salut, tout va bien… » (si le contexte le permet)
« Et ce week-end, sympa… »
« Tout s'est bien passé, nous pourrions même continuer… »
« C'est bien de se reposer, c'est cool… »
« Je suis content, nous avons bien travaillé, c'est bien… »
« Tout ira bien, laissons reposer… »
« Maintenant, nos petites cellules vont s'occuper de tout, elles ont les moyens de faire du bon travail… »

A chacun de jouer avec l'improvisation, l'imagination, l'opportunité, l'humour, créons notre discours en fonction du cadre, de la personnalité du patient, de la nôtre, n'ayons « pas peur de… », laissons libre cours à notre esprit créatif (conseil d'Erickson).

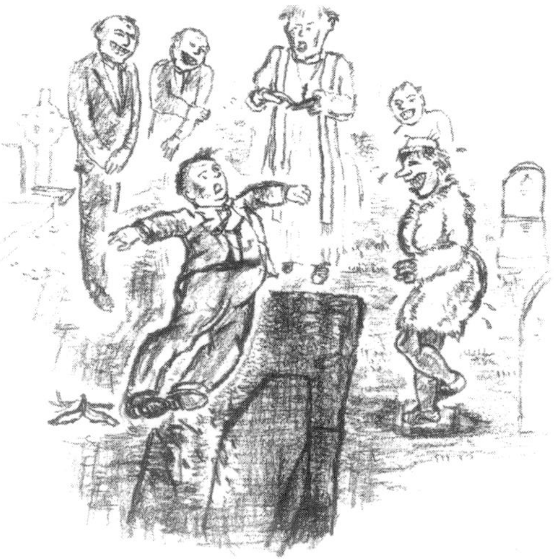

Et vous trouvez çà drôle ?

Une telle façon de s'exprimer n'est pas spontanée et pour qu'elle le devienne, il convient de s'entraîner, de se corriger pour manier les mots avec sincérité. Ne négligeons pas l'humour et le rire ; en riant, tout va déjà mieux…si tu as le sens de l'humour, profites-en ! (nous en reparlerons…)

> **Exercice 28 – Comment c'était ?**
> **Repensons à notre dernière intervention et voyons si nous avons utilisé les mots adaptés pour que le patient se sente bien.**

> **Exercice 29 – Une répétition**
> **Visualise une intervention dans un contexte douloureux (pulpite aigüe, par exemple), mets-toi dans l'intervention, écris ton discours, lis-le et fais comme si tu étais le patient…qu'en penses-tu ?**

Les règles du jeu hypnotique

Avant de jouer, il est de coutume de connaître les règles du jeu, soyons donc bon joueur et imprégnons-nous des règles pour mieux les oublier et être le plus naturel possible. Nous retrouvons cette démarche en art martîal où il faut savoir utiliser la force de l'adversaire pour mieux le maitriser, et nous rejoignons encore une fois l'approche hypnotique de François Roustang qui suggère d'oublier ce qui a été appris, d'apprendre à « désapprendre »…

Alors, ces règles du jeu, compliquées ou pas ?

Pour les assimiler et en se référant aux auteurs et à nos expériences, nous pourrions schématiser ainsi le processus hypnotique :

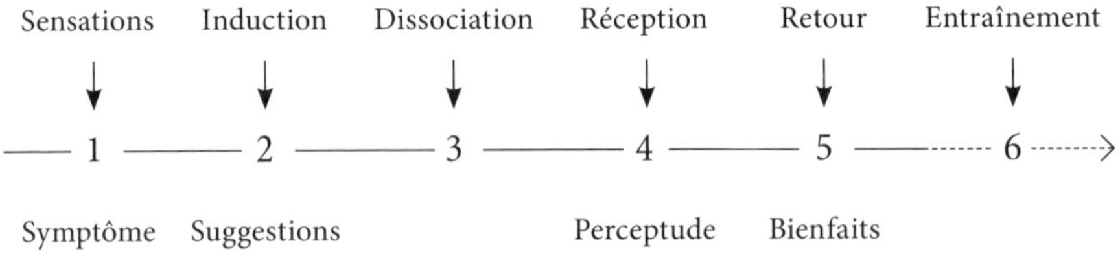

Comment bien jouer et gagner avec toutes ces cartes ?

En 1, nous sommes dans la perception de tous les jours, avec nos plaisirs, nos imprévus, nos symptômes, nous existons en nous adaptant à chaque instant pour évoluer au mieux de nos intérêts, en maintenant un équilibre viable. Si le ou les symptômes et les situations négatives prennent le dessus, l'équilibre est rompu, il nous faut alors trouver des ressources, des renforts, pour le rétablir.

En 2, nous avons décidé de rétablir l'équilibre, nous avons envie de trouver des ressources en induisant le mouvement grâce aux suggestions. Cette règle du jeu s'applique au fauteuil et en autohypnose, il convient, en fonction du contexte, d'évoluer entre directivité et permissivité.

En 3, nous sommes ailleurs tout en étant ici, plus ou moins dissociés de nos sensations habituelles, la mise en mouvement a débuté, le voyage commence. Nous pourrions dire que nous devenons ouverts à « toutes les possibilités », en faisant preuve de malléabilité.

En 4, nous évoluons maintenant dans l'acceptation des possibilités, dans la réceptivité. François Roustang appelle cette période la perceptude où le thérapeute propose et le patient reçoit. C'est peut-être pendant ce laps de temps que les « pourquoi » et les « comment », les plaintes et tout le reste (!), n'ont plus vraiment d'importance...il s'agit de se dynamiser, de se mettre dans la solution, d'être la solution. L' « hypnotisé », en étant réceptif, en découvrant la perceptude, se donne les moyens de se prendre en charge, de devenir acteur de son existence... C'est une étape décisive où le thérapeute accompagne son patient tout en lui laissant la possibilité de découvrir et de profiter du paysage, c'est aussi une étape décisive en autohypnose où nous décidons d'agir.

En 5, nous réintégrons peu à peu notre sensorialité habituelle, reprenons contact avec notre environnement, c'est le moment du retour mais aussi la période où les effets de la perceptude se font ressentir et vont petit à petit faire leur chemin...

En 6, à chacun de travailler, de s'entraîner pour que perdure les effets de la réceptivité, en fait, l'étape 6 n'est que le début du voyage hypnotique, nous connaissons maintenant le parcours, il faut le faire et le refaire si nous voulons en apprécier les bienfaits ; c'est le moment de pratiquer l'autohypnose en suivant les conseils du guide. En tant que praticien, nous suggérons au patient la possibilité d'être réalisateur, producteur et acteur de son film, il a les cartes en main et connaît les règles du jeu mais il reste du travail… Encore un parallèle avec les arts martiaux ; ce n'est qu'au bout de quelques années de pratique que nous découvrons les sensations, le travail et l'entraînement sont les éléments clés, pas de miracle, en hypnose non plus !

Le bénéfice de cette représentation schématique du processus hypnotique est de nous aider à travailler, à percevoir quelques repères dans la communication avec le patient et dans la progression autohypnotique. Nous verrons, qu'en autohypnose, le thérapeute est indispensable à un moment ou à un autre pour accompagner et guider le patient sur le chemin du ressenti hypnotique.
Le thérapeute est un guide, mais pour bien accompagner, il doit connaître parfaitement le parcours, être lui-même dans la perception et avoir la possibilité d'en doser l'intensité.

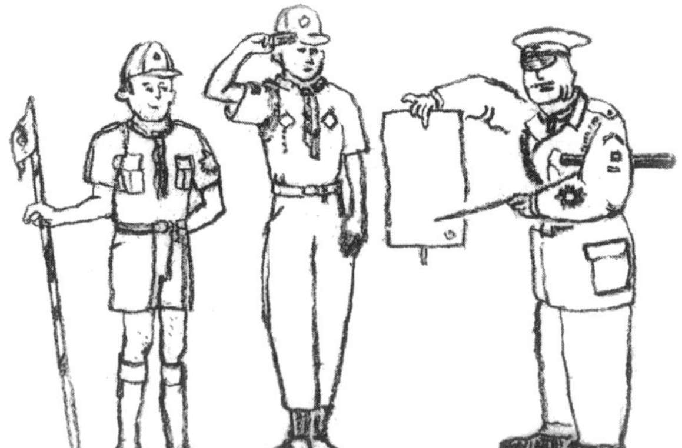

De A à Z

Exercice 30 – Un petit clin d'œil à ta vie personnelle
Sélectionne un problème de ta vie, une contrariété, un manque de communication avec une personne de ton entourage, au travail, choisis ton contexte.
Installe-toi confortablement, dans le calme, visualise le schéma du processus hypnotique et démarre le parcours… Etape 1, tu connais le problème, j'allais même dire, tu es expert pour ton problème ; étape 2, tu décides de t'en occuper ; étape 3, tu te dissocies du problème en transportant tes pensées ailleurs, tu mets ton problème à côté ; étape 4, l'esprit tranquille, pense aux solutions, imprègne-toi des solutions, écris-les si tu en as envie ; étape 5, inspire profondément, tu es décidé à mettre les solutions en place, à bouger pour faire avancer les choses ; étape 6, si le premier parcours n'est pas suffisant, refais-le, tranquillement, habite les solutions, refais le parcours…inspire doucement, tout va bien…

Exercice 31 – Tu es ailleurs…
Entraîne-toi à l'étape 3, dissocie-toi de ton environnement, où que tu sois, entraîne-toi, prends plaisir à être ailleurs, à mettre ton esprit ailleurs, avec ta respiration, inspire-expire, tranquillement, lâche prise, peu à peu, laisse venir la réceptivité, la perceptude, entraîne-toi à te dissocier pour avancer sur le chemin…inspire doucement, reviens…

Suggérer pour emmener

Avec la représentation schématique du processus hypnotique, nous avons vu qu'il existe un moment d'induction, de suggestion, de dissociation, de réception et de réflexion post-hypnotique mais avec l'expérience, il me semble que la suggestion est une étape déterminante pour jouer avec l'hypnose et surtout pour profiter de ses bienfaits.

La suggestion permet au thérapeute de mettre le patient sur les rails, de lui montrer le chemin, en étant à son écoute, en saisissant à l'instant opportun l'information utile, en choisissant les mots adaptés et en jouant efficacement avec ces mots – à ce moment, le thérapeute est maître du jeu, il doit assurer le contact, il est alors un peu comme un « interrupteur » qui éclaire le chemin…

Mais comment suggérer ?

Nous pouvons suggérer soit en direct, soit en indirect.

La suggestion directe, comme son nom l'indique, est très directive, nous la retrouvons dans l'hypnose traditionnelle et dans l'hypnose de spectacle. Elle s'avère efficace dans un contexte particulier, en l'occurrence, lorsque le sujet est « sous dépendance » ou totalement conditionné mais également dans les situations d'urgence – je pense aux urgentistes formés à l'hypnose pour lesquels le dialogue est parfois difficile, voire impossible, il faut alors être rapidement opérationnel, le praticien a tout le « pouvoir en main ».

En suggestion directe, nous avons recours à des formules courtes qui sont en fait des ordres à peine dissimulés.

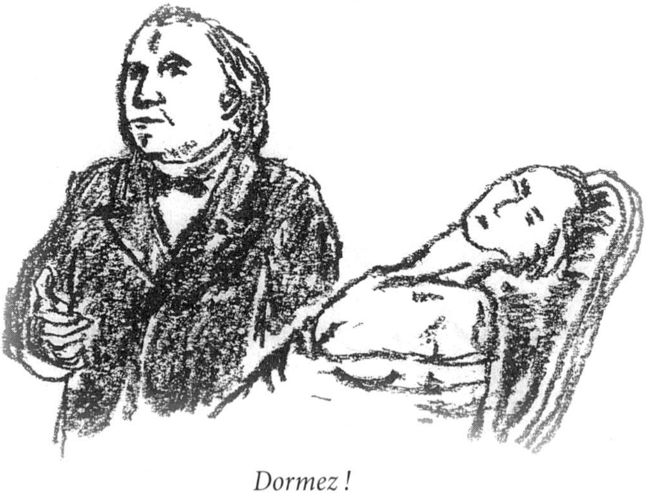

Dormez !

« Respirez, ne pensez qu'à votre respiration. »
« Fermez les yeux. »
« Dormez maintenant. »
« Quand je vous le dirai, vous marcherez. »
« Votre corps est rigide. »
« Vos mains ne peuvent plus se séparer. »
« Quand je vous le dirai, ne bougez plus. »

Avec une suggestion directe, la personne qui reçoit l'ordre doit faire des efforts pour être en opposition et, très souvent, elle ne les fait pas...elle est déjà conditionnée pour exécuter.

La suggestion directe peut également être associée à une suggestion indirecte pour dynamiser une situation trop permissive ou pour rééquilibrer une relation thérapeutique dans le cas, par exemple, d'un patient dominateur.

« Tranquillement, votre corps prend sa place, calmement, laissez vos bras reposer le long du corps, vos jambes trouvent doucement leur place, votre corps se positionne tranquillement, maintenant, ne bougez plus... »

Dans la suggestion mixte précitée, nous retrouvons, en début de formule, la suggestion indirecte très présente en hypnose conversationnelle et avec laquelle nous formulons un ordre mais en prenant soin de masquer tout caractère directif et en laissant au patient la responsabilité de l'action et du mouvement.

Proposer une suggestion indirecte, c'est être capable de jouer avec les mots, de savoir utiliser et associer, la focalisation, le saupoudrage, la confusion, le truisme ou encore l'alternative illusoire afin de pouvoir imaginer, improviser en étant à l'écoute (le verbal) et dans l'observation (le non-verbal). La suggestion indirecte est également dépendante de la personnalité du thérapeute, la formule toute faite n'existe pas, chaque situation clinique est différente, ainsi, nous rejoignons les conseils d'Erickson qui nous suggère d'être créatif sans compter.

Quelques pages auparavant, nous avons évoqué le «vocabulaire»: dans la construction d'une suggestion indirecte, le choix des mots est décisif et l'expérience aidant, ce choix devient instinctif, imagine, improvise...

« Quand vous le souhaiterez et quand cela vous conviendra, vos yeux, tranquillement, vont se fermer, voilà, tranquillement, ils se ferment… »

« Si cela vous convient, prêtez attention à votre main, sans précipitation, la main gauche ou droite, peu importe, et, tranquillement, prenez conscience de votre main, de sa forme, de ses articulations, de la texture de la peau… de son activité débordante, tranquillement, ne pensez qu'à elle…calmement, en respirant, inspiration, expiration… »

« Installez-vous confortablement et, tranquillement, ne pensez maintenant qu'à votre respiration, qui s'apaise, qui devient fluide, prenez plaisir à respirer…et doucement, quand vous le voudrez, concentrez-vous sur une partie de votre corps où vous ressentez le bien-être…habitez ce bien-être, avec plaisir…maintenant, tranquillement, commençons… »

Cette dernière formule utilise la confusion en associant l'indirect et le direct, à chacun de s'adapter pour un agréable voyage.

Rappelons-nous les « quelques instants d'histoire » du début de notre rencontre, plus nous aurons d'informations pour voyager, plus nous pourrons profiter du paysage…

Exercice 32 – Direct-indirect
Amuse-toi à exprimer un ordre avec une suggestion directe et le même avec une suggestion indirecte avec un enfant, par exemple, mais avec les grands aussi…

Exercice 33 – A toi de jouer…
Construis maintenant une suggestion associée (indirecte + directe) dans un contexte de soin difficile…forte douleur, patient avec une personnalité récalcitrante…joue avec les mots.

Apprendre à conter : la métaphore

Nous avons maintenant pris conscience du rôle déterminant de l'imaginaire, de l'improvisation, de l'instinct, de l'intuition et de l'instant mais encore faut-il manier tous ces éléments avec aisance...en quelque sorte, il s'agit d'être un bon conteur, de savoir jouer avec les métaphores.

Travailler avec la métaphore, c'est maîtriser un outil de communication permettant de changer la signification d'un mot, d'une phrase ou d'une idée en les faisant passer du sens propre au sens figuré. Cette dynamique induit de nouvelles sensations, des ressentis différents favorisant la création d'un environnement favorable au bien-être, ce qui est particulièrement intéressant pour modifier la perception douloureuse.

La métaphore assure la dissociation et rejoint les effets de la suggestion indirecte, elle évite les phénomènes de résistance rencontrés dans les suggestions directes et facilite ainsi l'accueil des solutions.

Mais, au fait, si un petit garçon ou une petite fille, peu importe, me demande « C'est quoi, la métaphore ? », je serai tenté de lui répondre « Tiens, quand je dis, le bras de levier...un temps de chien...au pied de la lettre...les métaphores sont bras, chien, pied ». Tu crois qu'il a compris (sens propre, sens figuré) ? Non, ce serait peut-être mieux de lui dire « Tu vois, la métaphore, c'est comme si tu racontais des histoires ». Effectivement, restons simples et voyons ensemble comment adapter l'usage de la métaphore à notre exercice quotidien et à nous-mêmes (autohypnose).

La littérature spécialisée rapporte plusieurs types de métaphores, retenons-en quelques-unes.

- La métaphore ouverte qui offre au patient la possibilité de participer à l'histoire et à la solution thérapeutique. Elle permet de visualiser le contexte clinique sous une autre perception, d'être acteur de la situation...intéressant pour démystifier la douleur ou l'acte thérapeutique.

  « *Nous avons du travail dans la maison, nous allons ensemble remettre de l'ordre... Commençons par nettoyer avant de tout ranger, avant de changer la décoration. Je m'occupe de la technique, vous me dites si cela vous convient…* »

- La métaphore fermée qui peut s'apparenter à la métaphore ouverte, mais d'une façon plus implicite. L'histoire est construite en fonction de la personnalité du patient, principalement lorsque celui-ci a besoin d'une prise en charge rapprochée et attentive.
  « *Comme le caillou qui se laisse emporter par le courant de la rivière, nous allons ensemble travailler pour le bien-être de notre dent, pour sa tranquillité, pour sa longévité, tranquillement, ressentons le bien-être…* »

- La métaphore des sensations qui autorise un jeu avec les ressentis, comme le chaud, le froid, la légèreté, la lourdeur, en permettant de les déplacer à l'intérieur du corps. Cette métaphore fait appel aux cinq sens – visuel, auditif, olfactif, gustatif, kinesthésique – et facilite ainsi l'analgésie et le déplacement d'une sensation douloureuse, cela pourrait nous convenir…
  « *Nous sommes maintenant dans la montagne, la neige nous entoure, le froid est présent, sans excès, nous ressentons notre corps comme engourdi, lourd et léger à la fois…tranquillement, fermons les yeux, ressentons ce froid léger et cet engourdissement agréable qui se déplace dans notre corps, engourdit chaque partie de notre corps, engourdit notre mâchoire…tranquillement engourdie, insensible…* »

Ces exemples métaphoriques nous confirment le fait que nous sommes dans l'imaginaire, dans l'inventif, en utilisant dans l'instant et dans l'intuition les renseignements fournis par le patient ; parfois, un mot suffit, à nous de le saisir…

Par exemple, avec un patient dans le refus de soins et qui s'exprime peu mais avec intensité « *Je donnerais cher pour être ailleurs… !* » Suggérons-lui quelques idées de voyage.

« *Si vous n'étiez pas ici, où aimeriez-vous être, qu'est-ce qui vous ferait plaisir ?...* »

A nous de gérer ses propositions en lui faisant découvrir ou redécouvrir la quiétude de son contexte de bien-être, au travail le conteur ... et l'imagination, improvisation, instinct, intuition, instant !
Si nous n'obtenons pas de réponse exploitable, nos capacités à improviser, à imaginer prennent le dessus ; c'est à ce moment que notre entraînement en amont porte ses fruits (travail en autohypnose…).

Et pourquoi pas « *Il fait froid, nous devons marcher pendant une heure dans une atmosphère glaciale, le vent, la pluie…pensons que nous marchons sous le soleil, avec une légère brise chaude, quelle agréable chaleur…pensons fort…* »

Ou encore « *Nous sommes sur un sentier de montagne, le vide à côté, le vertige qui nous guette…visualisons-nous comme un chamois, nous évoluons avec aisance, avec plaisir, dans notre domaine, tranquille, les « pattes » bien ancrées au sol, quel plaisir de sauter de rocher en rocher, pensons fort, nous sommes ici et ailleurs, tranquille, à notre aise…* »

Quelques mots encore sur la métaphore analgésique qui donne la possibilité de supporter, de diminuer, voire de supprimer la douleur (il faut de l'entraînement…). L'aide au déplacement de la douleur dépend de la capacité à créer des images, des situations nouvelles. Une des approches les plus classiques est de demander au patient d'imaginer qu'une de ses mains (la droite ou la gauche, comme il veut…) porte un gant épais, protecteur et isolant. Nous lui proposons de ressentir la différence de sensation entre ses deux mains, la main recouverte d'un gant est insensible…accompagnons-le ensuite en lui suggérant de transférer cette insensibilité dans sa douleur, tranquillement avec la respiration, il met cette insensibilité en mouvement pour rejoindre la zone douloureuse…facile à dire et à écrire, pas toujours facile à faire !

L'entraînement, toujours l'entraînement, tu ne peux proposer et accompagner le patient dans ce jeu – insensibilité-douleur – que si tu l'as expérimenté toi-même…

La métaphore du gant est à retenir pour le déplacement de la douleur, pour le ressenti d'insensibilité, mais nous pouvons aussi, par exemple, suggérer au patient que sa dent soit comme une pierre, insensible à tout, qu'elle est là comme un rocher, sans réaction…imaginons, improvisons…

Pour laisser vagabonder notre imagination, faciliter notre improvisation, soyons particulièrement attentifs lorsque le patient décrit sa douleur, il est expert dans cette perception ; nous pouvons utiliser le principe de la contre-image si l'occasion nous en est donnée.

Expert : « *C'est comme un coup de poignard…* »
Contre-image : « *Et si nous imaginions une caresse sur votre dent, nous allons, en la caressant, créer le bien-être…voilà, doucement…* »

N'hésitons pas à choisir un vocabulaire simple, à tenir un discours infantile… L'enfant reste bouche bée en écoutant un bon conteur.

Je terminerai ce chapitre consacré à la métaphore avec quelques mots de la métaphore anesthésique, qui demeure sans doute la plus délicate à mettre en place. Elle autorise une perte de sensation dans une partie du corps ou dans le corps entier mais nécessite un conditionnement hypnotique affiné, une dissociation et un état de transe prononcé. Le rôle du thérapeute est ici déterminant, il doit être capable de jongler avec le directif et le permissif.

L'association entre l'hyposédation et les métaphores peut faciliter l'insensibilité (les travaux de Faymonville font référence), en sachant que la métaphore anesthésique est réservée au thérapeute et au patient aguerris, tout est toujours possible…travail et entraînement…

« *Nous nous installons confortablement, voilà, tranquillement, mettons toutes nos pensées dans notre respiration, inspire-expire, calme, notre respiration s'apaise et doucement nos yeux se ferment. Nos yeux sont fermés, nous découvrons maintenant un paysage d'hiver, il fait froid, nous marchons dans le froid, qui, peu à peu, nous pénètre, nos mains deviennent froides et sans précipitation, prêtons attention à l'une de nos mains, la main droite, peu importe, nous ressentons le froid s'installer dans notre main… Pinçons le dos de notre main droite avec le pouce et l'index de notre main gauche, nous ne sentons rien, notre main droite est insensible, envahie par le froid, habitons cette insensibilité. Ressentons maintenant ce froid, cette insensibilité dans une autre partie de notre corps, dans notre mâchoire, transportons le froid qui insensibilise, lentement, notre mâchoire devient insensible…notre main, la mâchoire, envahies par le froid, insensibles comme anesthésiées, tranquillement le froid intensifie l'insensibilité...inspire-expire sans précipitation, insensibles, envahies par le froid...* »

Un tel discours métaphorique et suggestif, en favorisant la visualisation et la dissociation, induit le passage de l'hypnoanalgésie à l'hypnoanesthésie. Son effet dépend, vous l'avez compris, de l'expérience du praticien et de l'entraînement du patient qui développe son pouvoir de visualisation, sa capacité à se dissocier et à ressentir de nouvelles sensations en faisant comme si... Encore une fois, tout est possible, mais nous sommes ici dans le « top » du travail hypnotique... En art martial, l'élève rattrape le maitre et peut même le dépasser, après des années de travail !

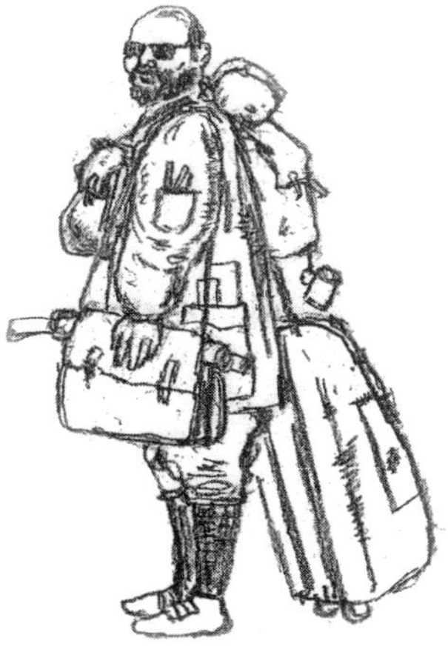

Je reviens de loin...

Exercice 34 – Tu te la joues...
Amuse-toi à te raconter une histoire, à vivre cette histoire pour ressentir une sensation particulière dans une partie de ton corps, la légèreté, la lourdeur, l'immobilité, le froid, le chaud...

Exercice 35 – Ta prochaine rencontre...avec la douleur
La prochaine fois que tu en as l'occasion, déplace, diminue ou supprime « ta » sensation douloureuse.

> **Exercice 36 – Il compte sur toi…**
> **Avec ton prochain patient, travaille pour l'aider à modifier, déplacer ou supprimer ses sensations douloureuses ou ses craintes de sensations douloureuses. Vois si tu peux restreindre l'usage des anesthésiques… (suggestion, visualisation, dissociation, métaphores…)**

Après ces exercices métaphoriques, quelques instants de réflexion sur cette métaphore trouvée par hasard sur un site Internet !

Un jour, un vieux professeur de l'école nationale de l'administration publique (ENAP) fut engagé pour donner une formation sur la « planification efficace de son temps » à un groupe d'une quinzaine de dirigeants de grosses compagnies nord-américaines. Ce vieux prof n'avait qu'une heure pour faire passer son message.
Devant ce groupe d'élite qui était prêt à noter tout ce que l'expert allait suggérer, le vieux prof les regarda lentement un à un, puis leur dit « nous allons faire une expérience ».
De dessous la table qui le séparait de ses élèves, le vieux prof sortit un immense pot de verre de plus de 4 litres, qu'il posa délicatement en face de lui. Ensuite, il sortit environ une douzaine de cailloux à peu près gros comme des balles de tennis et les plaça délicatement, un par un, dans le grand pot.

Lorsque le pot fut rempli jusqu'au bord et qu'il fut impossible d'y ajouter un caillou, il leva tranquillement les yeux vers ses élèves et leur demanda : « *Est-ce que le pot est plein ?* ». Tous répondirent : « *Oui* ».

Il attendit quelques secondes et ajouta : « *Vraiment ?* ». Alors, il se pencha à nouveau et sortit de sous la table, un récipient empli de gravier. Avec minutie, il versa ce gravier sur les gros cailloux, puis brassa légèrement le pot. Les morceaux de gravier s'infiltrèrent entre les cailloux, jusqu'au fond du pot.

Le vieux prof leva à nouveau les yeux vers son auditoire et redemanda : « *Est-ce que le pot est plein ?* ».

Les brillants élèves commençaient à comprendre… L'un d'eux répondit : « *Probablement pas* ».

« *Bien !* », répondit le vieux prof. Il se pencha de nouveau et sortit de sous la table un récipient de sable. Avec attention, il versa le sable dans le pot. Le sable remplit les espaces entre les cailloux et le gravier.

Il demanda : « *Est-ce que le pot est plein ?* ». Tous, sans hésiter, répondirent : « *Non.* ».

« *Bien !* », répondit le vieux prof. Il prit alors le pichet d'eau qui était sur la table et remplit le pot jusqu'au bord.

Le vieux prof demanda alors au groupe : « *Que nous démontre cette expérience ?* ».

Le plus audacieux des élèves, en songeant au thème du cours répondit : « *Cela démontre que même lorsque l'on croit que notre agenda est complètement rempli, on peut y ajouter plus de rendez-vous, plus de choses à faire.* ».

« *Non* », répondit le vieux prof. « *Ce n'est pas cela. Cette expérience nous montre que si on ne met pas les cailloux en premier dans le pot, on ne pourra jamais les faire entrer tous ensuite* ».

Un profond silence, chacun prend conscience de l'évidence. Le vieux prof ajouta : « *Quels sont les gros cailloux dans votre vie ? Le travail, réaliser vos rêves, faire ce que vous aimez, l'amitié, être bien avec soi-même ou avec les autres ou toute autre chose ?*

Ce qu'il faut retenir, c'est de mettre les GROS CAILLOUX en premier dans votre vie, sinon on risque de ne pas réussir…sa vie. Si on donne priorité aux peccadilles (le gravier, le sable, l'eau…), on n'aura pas suffisamment de temps précieux à consacrer aux moments importants de sa vie. Alors n'oubliez pas de vous poser la question : quels sont les GROS CAILLOUX de ma vie ? Ensuite, mettez-les en premier dans votre pot (vie). »

Le vieux prof quitta la salle avec un geste amical de la main.

Et nous, que penser de cette expérience ?

C'est effectivement une métaphore lourde d'enseignement, qui met en valeur un élément déterminant pour notre travail hypnotique ; ne pas hésiter à raconter des histoires simples, des histoires pour les enfants et ce, quel que soit notre auditoire.

Restons simple pour être efficace.

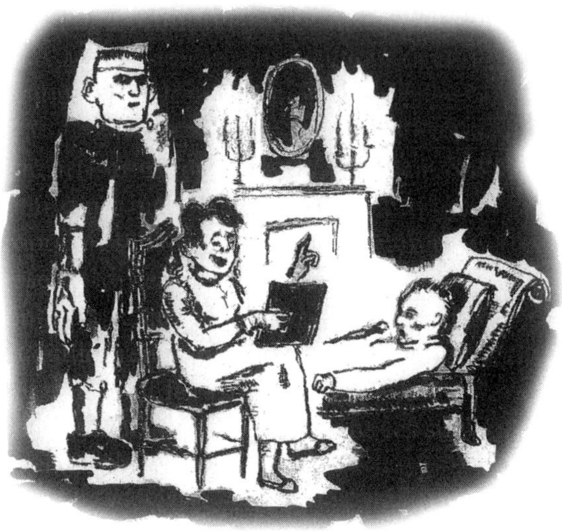

C'est l'histoire de…

RÉPÈTE-TOI

- *Imagination, improvisation = indispensables.*
- *Choisir les bons mots.*
- *Connaître les règles du jeu.*
- *Suggérer pour agir.*
- *Savoir raconter des histoires.*
- *Imagination, improvisation = toujours là.*

La douleur est légère quand l'opinion ne l'exagère point.
Sénèque

Le jeu des sens et le souvenir agréable

Exercice 37 – Ressens
Installons-nous maintenant confortablement dans un endroit où nous nous sentons bien et, tranquillement, quand cela nous conviendra, pensons à une difficulté, à un problème à résoudre, ancien, présent et pour lequel nous sommes dans la réticence pour mettre en place la solution, sans précipitation, imprégnons-nous de la problématique. Confortablement installés, quand nous le désirerons, doucement, nos yeux se ferment…concentrons-nous calmement sur notre respiration, inspire-expire et visualisons un nuage de bien-être qui flotte avec grâce au-dessus de notre tête. Inspire doucement, le nuage de bien-être enveloppe maintenant avec volupté notre tête, notre cou, tranquillement avec l'expiration le bien-être prend sa place…inspire, le nuage progresse, les épaules, la poitrine, avec plaisir, ressentons. Le bien-être s'installe maintenant dans la poitrine, le ventre, le bassin, le nuage progresse, inspire-expire, la sensation agréable nous envahit, voyons, ressentons, soyons à l'écoute et au contact de ce nuage de bien-être… Chacun à son rythme, inspire-expire avec une douce lenteur, prenons soin de tout notre corps et, dans ce bien-être total, dans un calme enivrant, pensons à la solution de notre problème qui nous accompagne dans la sensation de bien-être. Tout notre corps, notre esprit entièrement disponibles dans le bien-être sont ouverts à la réception de la solution, pensons, visualisons, mettons-nous dans la solution, vivons, habitons la solution, dans le plaisir du bien-être, ne pensons qu'à

notre solution…inspire-expire, tranquillement avec la solution, et sans précipitation, valorisons, réalisons la solution, apprécions les bienfaits du changement, de la remise en mouvement grâce à la solution chargée de bien-être. Quand nous le souhaiterons, inspirons profondément et comptons de 5 à 0, en gardant la sensation de bien-être et les bénéfices de la solution, 4, 3, doucement, nos yeux vont s'ouvrir, 2, tranquillement, ils s'ouvrent, 1, nous sommes la solution, 0, profitons du bien-être de la solution…

Avec cet exercice, nous avons sollicité le ressenti (le nuage…) et le mouvement (la solution…), nous avons fait appel à nos sens, tous ou une partie, pour suggérer une action, une prise de décision mais aussi pour percevoir le bien-être. Nous faisons cette démarche quotidiennement parfois même instinctivement pour concilier nos actions avec des situations aussi variées qu'imprévues, nous adaptons la vision, l'ouïe, le toucher, l'odorat et le goût, à l'instant. Chacun les perçoit différemment selon l'environnement et, dans tous les cas, ils nous permettent d'être dans le présent, le passé et le futur en favorisant l'attention et la réception.

En apprenant à modifier nos perceptions, nous mobilisons notre sensorialité. Nous sommes face à un certain paradoxe qui illustre la souplesse de nos comportements.

Savoir utiliser nos sens, les maintenir en éveil, pour mieux les quitter, pour mieux les oublier.
Nous retrouvons cette démarche en art martial où il convient d'absorber la force de l'adversaire pour le déstabiliser…tout l'art du samouraï !

Travailler les cinq sens est un moyen pour voyager avec l'état hypnotique, en s'absorbant sur un ou plusieurs sens, et en allant même jusqu'à la confusion. Ainsi, nous pourrions dire qu'il nous est possible de passer d'une perception ordinaire à une perception modifiée, éloignée de notre environnement…perception modifiée, état de conscience modifiée, rappelez-vous, nous retrouvons ces termes dans les propositions de définitions de l'hypnose.

Le travail avec les cinq sens est intimement lié au souvenir agréable, afin de profiter pleinement des « sensations » et d'aller ainsi avec facilité vers la réceptivité, vers la perceptude, vers l'espace ouvert aux solutions.

En quoi consiste le souvenir agréable ?

Il s'agit de revivre un souvenir agréable, de réintégrer un lieu de sécurité (lieu sécure) de notre choix et de retrouver les sensations, les images, les bruits, les contacts, les odeurs, les saveurs, en un mot de dynamiser nos sens. Nous pouvons même potentialiser le bien-être retrouvé et pourquoi pas le percevoir autrement, c'est comme chacun veut… Lorsque nous sommes avec un patient, il n'est pas nécessaire de connaître son souvenir mais il est impératif d'en respecter le choix et de l'accompagner.

Travailler avec le souvenir agréable, c'est aller à la rencontre du passé positif afin de suggérer, de dissocier, de métaphoriser, d'être dans la réceptivité et pourquoi pas tout à la fois en jouant avec la confusion. Le souvenir agréable est une technique hypnotique parfaitement adaptée à notre exercice odontologique et à l'autohypnose, car elle permet de faciliter la gestion de la douleur – même le plus déshérité d'entre nous a au moins un souvenir agréable en « réserve » !

J'aimerais insister sur la facilité à revivre ce souvenir car nous en connaissons les moindres détails, nous sommes experts pour notre souvenir alors, profitons-en… Lorsque nous retrouvons le bien-être de notre souvenir, nous sommes ici et ailleurs, un des objectifs du travail hypnotique. Avec le patient, rien ne nous empêche, lorsqu'il désire nous faire partager le voyage, d'être avec lui dans le souvenir, nous l'accompagnons et finissons par « habiter » son bien-être si l'empathie est suffisamment intense. Nous rejoignons ici la règle hypnotique incontournable qui stipule que pour faire vivre le ressenti au patient, le thérapeute le partage également – cette règle s'applique à la transmission d'un savoir quel qu'il soit mais elle est effectivement primordiale en hypnose où le message n'est pas toujours concrètement perceptible. Répétons-le encore une fois, l'entraînement à l'autohypnose nous aide à être en phase avec le patient en restreignant, voire en supprimant le temps d'accordage.

Le souvenir agréable impose toujours le recours à l'imagination, l'improvisation, l'intuition et l'instinct avec peut-être une attention particulière au non-verbal pour saisir des informations supplémentaires.

Exercice 38 – Prends le temps de...
Allons faire une promenade en forêt.
Ensemble, doucement, fermons les yeux, installons le calme en nous, en inspirant-expirant avec tranquillité, ensemble, découvrons ce petit sentier qui s'enfonce dans la forêt. Savourons nos premiers pas et ressentons l'agréable sensation à chacun de nos pas d'être accueilli sur un lit de mousse, ressentons cette douceur dans nos pieds. Entends le léger bruissement des feuilles qui nous accompagne avec une douce mélodie, retiens ce plaisir dans ton oreille. Respirons tranquillement, inspire-expire, l'odeur des feuilles, de l'écorce des arbres, sentons ces agréables odeurs qui traversent notre corps...regarde la cime des arbres qui danse dans le ciel, élancée, légère, majestueuse, imprègne-toi de ces superbes images...prends plaisir à savourer. Arrêtons-nous quelques instants pour mettre nos bras autour d'un arbre, ressens cette énergie, cette puissance, cette sérénité, laisse ton corps habiter ces sensations... à chacun de nos pas, saisissons toutes ces sensations, goûte chaque moment de notre promenade, avec chaque inspiration, avec chaque expiration, laissons les sensations circuler dans notre corps. Ensemble, tranquillement, sortons de la forêt en inspirant profondément, conservons le bien-être de la promenade tranquille, calme, serein...au mieux de nos sensations...inspirons profondément, habités par les bienfaits...

Exercice 39 – Ton souvenir
Prends plaisir à revivre un souvenir agréable, à réhabiter un endroit que tu aimes, prends plaisir à faire revivre des sensations bienfaisantes. Ferme doucement les yeux, laisse venir...

Exercice 40 – Rejoins tes sens
Amuse-toi à être attentif à tes sens (les cinq !) dans les situations de la vie quotidienne…sois attentif pour être dans le ressenti.

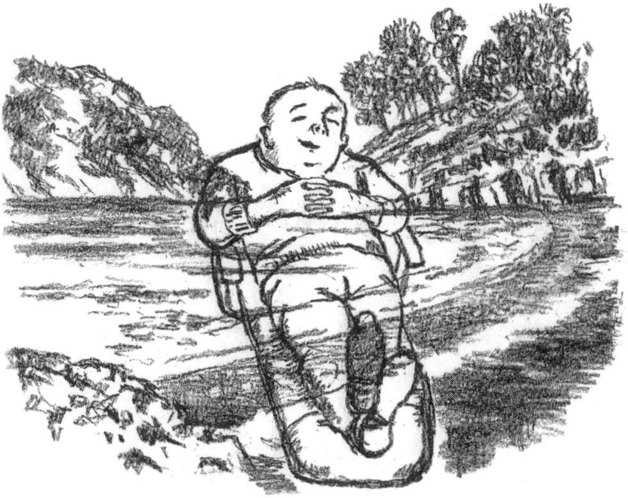

Que des souvenirs

Chaumière où l'on rit vaut mieux que palais où l'on pleure.
Proverbe chinois

Les assurances : Respiration – Humour

Nous avons maintenant un bagage suffisant pour bien voyager mais pourquoi ne pas sécuriser nos déplacements…

Tout être vivant sait ou ressent que la respiration lui est indispensable pour vivre, sans avoir pour autant conscience des pouvoirs et de la richesse de cette respiration. Ce n'est pas le bon sens populaire qui va me contredire, le « il respire la santé… » est plein d'enseignement. Tiens, au fait, « respirer la santé », ce pourrait être une belle métaphore ! Où est la métaphore ?
La respiration est donc capitale pour notre équilibre et trouve tout naturellement sa place dans le ressenti hypnotique. Nous l'oublions la plupart du temps, respirer c'est l'association indissociable de l'inspiration et de l'expiration qui régit notre biologie, notre physiologie mais également notre devenir personnel et social. Nous retrouvons le rôle prépondérant de la respiration dans bon nombre de disciplines aussi variées les unes que les autres – yoga, sophrologie, méditation, relaxation, arts martiaux, musique, diction – mais aussi dans le domaine médical et bien sûr en hypnose médicale…en reconnaissant l'indispensabilité de la respiration, toutes ces disciplines et spécialités pourraient avoir un dénominateur commun : « se retrouver avec soi-même ». Notre respiration est un atout universel que chacun d'entre nous pratique sans apprentissage, instinctivement, je dirais même par instinct animal, par instinct de conservation, par instinct de survie, mais ne pourrait-on pas faire mieux ?

En travaillant notre respiration ou plus exactement en prêtant attention à notre respiration, en nous concentrant sur le cycle respiratoire, nous influençons notre comportement physique et psychique. Les tensions, les émotions sont réceptives à la respiration, en visualisant l'inspiration et l'expiration et en leur attribuant un rôle spécifique ; c'est ce que nous faisons dans les moments d'absorption et de dissociation hypnotiques.

« Avec l'inspiration, ressentons notre corps… »
« Avec l'expiration, tranquillement, nous nous sentons légers… »
« Avec l'inspiration, rassemblons nos tensions… »
« Avec l'expiration, laissons-les là…sur la table… »
« Avec l'inspiration, laissons venir le calme… »
« Avec l'expiration, il s'installe dans notre corps… »

Nous pourrions, pour potentialiser les effets de la respiration, tout simplement, associer la notion de temps à notre dynamique respiratoire. Les sportifs ne me contrediront pas si je considère l'inspiration comme le moyen de faire le plein d'énergie, le plein de matières premières, pour assurer l'effort et l'expiration pour rejeter les toxines mais aussi pour permettre la récupération. Lors d'un effort physique intense et prolongé, il convient d'amplifier volontairement l'expiration pour éliminer, l'inspiration étant toujours instinctive. En hypnose médicale, nous utilisons ce même principe sportif. Pour installer le calme physique et psychique, comme pour récupérer d'un effort, le temps d'expiration doit être supérieur au temps d'inspiration et pourquoi ne pas faire comme si l'expiration dure deux fois plus longtemps que l'inspiration et pourquoi ne pas compter, un-deux-inspire, un-deux-trois-quatre-expire, chacun choisissant son rythme pour se situer dans le naturel, dans le bien-être, dans la recherche du calme et de la récupération. Cette démarche, outre une perception affinée de la respiration, permet, en suscitant un certain degré de concentration, d'obtenir une dissociation, un cheminement de l'ici vers l'ailleurs…

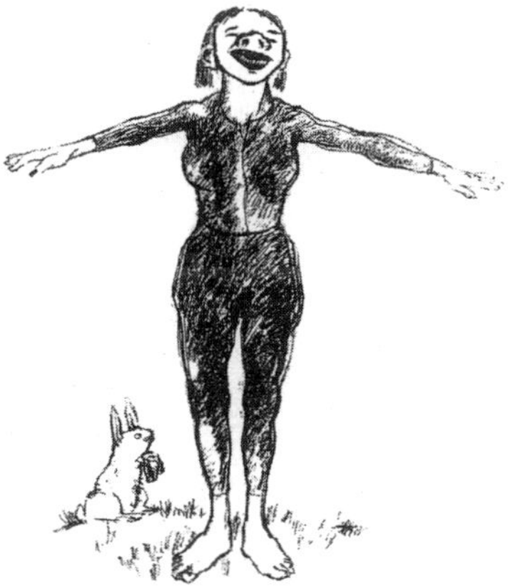

Inspire, expire…

Une autre façon de travailler avec l'« universelle » respiration pour faciliter le ressenti hypnotique, consiste à caler sa respiration sur la respiration du patient, à établir ainsi une empathie respiratoire afin d'induire plus aisément l'effet suggestif. Il s'agit, en quelque sorte, d'entrer en relation avec le ressenti de l'autre – nous retrouvons, là encore, cette démarche dans la pratique des arts martiaux où il convient d'être totalement attentif à la respiration du partenaire pour saisir le moment opportun de l'action. Lorsque nous portons une attaque, il est judicieux de le faire en expirant (tu propulses…) et à l'instant de l'inspiration de l'adversaire, c'est-à-dire au moment où il puise son énergie, où il « baisse la garde » et devient ainsi plus vulnérable. A l'inverse, nous absorbons une action en expirant (tu acceptes…).

Ces quelques remarques mettent en valeur le rôle déterminant de l'attention, du regard et de l'instant que nous retrouvons en hypnose médicale, apprendre à être à l'écoute…

Nous pourrions aussi profiter de la respiration en nous concentrant sur différentes parties de notre corps pour finir par jouer avec le corps entier. C'est le cas lorsque nous effectuons une respiration ventrale, thoracique ou claviculaire, et que nous finissons par associer les trois afin de mobiliser l'énergie. Tous ces jeux respiratoires sont particulièrement adaptés à la pratique de l'autohypnose, il ne nous reste plus qu'à nous entraîner…

Prêter attention, prendre conscience de sa respiration, c'est donc déjà être ici et ailleurs, c'est un moyen de modifier nos sensations, nos perceptions afin de nous recentrer sur nous-mêmes, d'être capable de visualiser et de cheminer vers un objectif, de faire abstraction de notre environnement. Nous facilitons ainsi le ressenti hypnotique, la sensation de transe, favorisons le mouvement soit autour de nous, soit en nous-mêmes. En associant la technique hypnotique et la respiration, nous animons notre voyage, la spontanéité, le naturel et l'instinctif nous accompagnent.

Je n'insisterai jamais assez sur le fait que chacun d'entre nous a la capacité de travailler sa respiration, d'être attentif à sa respiration, d'être sa respiration, sans effort, avec plaisir afin de potentialiser ou diminuer sa sensorialité. Ceci est particulièrement vrai pour gérer un contexte douloureux ou pour alléger une intervention invasive, en mobilisant ses ressources intérieures, si chères à Erickson…mais aussi à tous les adeptes du travail sur soi (yoga, pratique zen, méditation…)

Exercice 41 – La vague de bien-être

Installe-toi confortablement, laisse le calme s'installer en inspirant et en expirant sans précipitation et quand tu le souhaiteras, visualise une vague de bien-être au-dessus de ta tête qui va tranquillement cheminer dans ton corps. Inspire doucement et quand cela te conviendra, tes yeux se fermeront…doucement, avec ton inspiration, la vague de bien-être pénètre ta tête, ton cou, tes épaules, avec l'inspiration, lentement et, avec l'expiration, ressens le bien-être s'installer dans la tête, le cou, les épaules, tranquillement…laisse ta respiration et la vague de bien-être cheminer côte à côte, inspire-expire, la vague pénètre la poitrine, le ventre, le bassin, tranquille, avec plaisir, le bien-être prend sa place, ressens…la vague voyager dans ton corps et même jusqu'à la pointe de tes pieds, ton corps entier ressent le bien-être, inspire-expire, doucement conserve ces sensations de bien-être, de calme, de légèreté, de chaleur…conserve…et quand tu le souhaiteras, inspire profondément, compte de 5 à 0 et, sans précipitation, tes yeux s'ouvrent…

Cet exercice, qui ressemble à l'exercice 37, sans le souvenir agréable, est également particulièrement adapté à l'autohypnose en permettant d'induire une dissociation efficace, de recentrer l'attention sur soi et d'être dans le ressenti. Entraîne-toi et laisse venir...

Avec les exercices 37 et 41, nous avons travaillé l'association « respiration-sensation ». J'aimerais maintenant que nous exploitions l'impact de la respiration sur la douleur, comment jouer avec la « respiration-douleur » ? Pourquoi pas quelques exercices...

Exercice 42 – Respirons ailleurs

Nous avons mal, la douleur est dans notre corps alors, tranquillement, mettons-nous ailleurs, à côté pour mieux nous moquer d'elle... Prenons quelques instants pour nous installer confortablement, cela ne fait pas de mal (!) et respirons, inspire-expire, ne pensons qu'à notre respiration...doucement, sans précipitation, mettons notre esprit de côté, choisissons « notre » endroit, l'endroit qui nous fait plaisir et tout naturellement, nos yeux se ferment, lentement et pourquoi ne pas mettre notre esprit dans ce tableau, dans cette montagne, nous sommes dans le cadre, nous nous promenons dans les montagnes, inspire-expire, tranquillement, profitons de l'air chargé de pureté, d'énergie... Faisons comme si nous étions la montagne, comme si nous nous regardions assis confortablement en face de nous, nous sommes le tableau insensible, la montagne sereine, inspire-expire, installons-nous dans ce calme, dans cette sérénité, dans cette insensibilité, laisse ton esprit vagabonder dans le tableau, inspire-expire, ton corps insensible, calme insensible, laisse le bien-être s'installer au gré de ta respiration...inspire-expire... Quand nous le souhaiterons, inspirons profondément et laissons notre esprit réhabiter notre corps en conservant la totale insensibilité, prenons le temps de revenir en comptant de 5 à 0, insensible, 4, 3, gardons le bien-être, 2...notre esprit retrouve notre corps insensible, ouvrons doucement les yeux, 1...inspire-expire, 0, insensible, conservons...

Exercice 43 – Habite ta respiration

Ressens ta douleur, prends en connaissance, elle est là, tranquillement, elle a pris sa place… Quand tu le voudras, sans précipitation, mets tout ton esprit, toutes tes sensations dans ta respiration, inspire-expire, profite de cette source de vie…inspire-expire. Chacune de tes inspirations, chacune de tes expirations t'apporte leurs bienfaits, avec ton inspiration, laisse pénétrer l'insensibilité dans ton corps, la force, l'énergie, la fluidité, laisse s'installer, avec ton expiration, rejette avec plaisir tout ce que tu ne veux pas garder, rejette tout…garde l'insensibilité, la douceur, inspire-expire…prends plaisir. Avec ton inspiration, ton corps maintenant s'imprègne des bienfaits de la source de vie, il se sent au mieux, débordant d'insensibilité, laisse-le en profiter…inspire-expire pour alimenter ton corps pour qu'il déguste avec bien-être, l'insensibilité, la douceur, la fluidité, expire rejette, inspire accueille… Au mieux de tes sensations, quand tu le souhaiteras, inspire profondément et, en comptant de 5 à 0, mets en réserve toute cette insensibilité, 4, cette douceur, 3, ce bien-être, 2, inspire-expire, 1, ton corps flotte dans l'insensibilité, léger, 0, inspire-expire…conserve…

Exercice 44 – La douleur bouge

Accueillons cette douleur, regardons-la, faisons connaissance avec notre invitée, de passage… installons nous maintenant confortablement en respirant sans précipitation, mettons notre corps dans la recherche du confort, soyons attentifs aux parties de notre corps qui sont dans le bien-être, dans la douceur, dans l'insensibilité, dans la fluidité, qui existent tout simplement, inspire-expire, soyons attentifs… Et quand ils le voudront, nos yeux se ferment, tranquilles, maintenant, mettons toute notre attention sur une partie de notre corps où resplendit l'insensibilité, le bien-être, installons notre esprit dans l'endroit insensible de notre choix, inspire-expire, comme nous le sentons…imprégnons-nous de cette insensibilité et, avec plaisir, transportons-la, auprès de notre invitée, qui va tranquillement prendre congé, inspire-expire…transportons l'insensibilité, elle s'installe, notre invitée, peu à peu, se retire, ressentons, le voyage de l'insensibilité, qui s'installe à la place de notre invitée, inspire-expire, laissons s'installer… Notre invitée s'éloigne doucement, contente d'avoir fait notre connaissance et heureuse de s'envoler vers d'autres rencontres, inspire-expire, l'insensibilité est installée, bienvenue à notre nouvelle invitée, quel plaisir, inspire-expire…laissons-la prendre sa place…maintenant, tranquillement, nous ressentons l'insensibilité, le bien-être, et quand cela nous conviendra, en comptant de 5 à 0, en conservant les sensations, 4, 3, sans précipitation, nos yeux s'ouvrent, 2, prenons plaisir à ressentir l'insensibilité, 1, profitons, 0, tranquillement, inspire-expire…

Exercice 45 – La douleur et le souvenir agréable

Ressens ta douleur, laisse-la s'exprimer et quand cela te conviendra, installe-toi confortablement en respirant tranquillement, en prêtant attention à ta respiration, inspire-expire, sans précipitation, ressens ta respiration vivre… Doucement, ferme tes yeux, doucement, ils se ferment et fais quelques pas vers un souvenir agréable, celui que tu veux, habite ton souvenir, inspire-expire… ressens chaque détail, son plaisir, sa douceur, ses instants de bonheur, insensibles à tout, vis ton souvenir avec chaque inspiration, avec chaque expiration, laisse-toi pénétrer des bienfaits du voyage…avec plaisir, insensible à tout, laisse s'installer l'insensibilité…laisse le temps, le souvenir, les images, le plaisir, insensible, tout se confond… Quand tu le souhaiteras, inspire profondément, avec calme, conserve tous les bienfaits, installé dans ton endroit agréable, laisse agir, et maintenant en comptant de 5 à 0, 4, tranquillement, inspire-expire, 3, tes yeux s'ouvrent doucement dans la sensation d'insensibilité, 2, tranquille, inspire, 1, expire, ressens, 0, conserve…inspire-expire…

Exercice 46 – La douleur respire

Installons-nous confortablement avec notre douleur, tranquillement, prenons conscience du contact de notre corps avec le fauteuil, la chaise, le lit, peu importe, prenons conscience des contacts et maintenant, concentrons-nous sur notre respiration, inspire-expire, visualisons le trajet de l'air qui pénètre notre corps, l'énergie qu'il apporte, sa rencontre avec l'inconfort d'une partie de notre corps, simplement, soyons attentifs, inspire-expire, nos yeux se ferment pour mieux accompagner notre respiration, inspire-expire… avec chaque inspiration, l'air chargé d'énergie, de légèreté envahit la partie de notre corps occupée par l'inconfort, avec chaque expiration, elle devient légère, fluide, insensible, peu à peu s'envole, respirons tranquillement avec attention, inspire la légèreté, expire l'envol, ressentons sans précipitation les sensations qui s'installent, la légèreté, l'insensibilité, totalement concentrés sur notre respiration, inspire-expire…tout notre corps devient léger, l'insensibilité s'installe confortablement à la place de l'inconfort… tranquillement. Comme un ballon, laisse l'inconfort s'envoler, léger, fluide, inspire-expire…laissons l'insensibilité prendre sa place, ressentons avec plaisir… Quand cela nous conviendra, inspirons profondément et en comptant de 5 à 0, gardons le confort installé, l'insensibilité, 4, 3, inspire-expire, nos yeux s'ouvrent doucement, 2, 1, conservons le confort de l'insensibilité installée, 0, ressentons, conserve, inspire-expire…

Exercice 47 – Respire le rocher
Installe-toi confortablement, tranquillement, va à la rencontre de ta douleur, sans précipitation, fais corps avec ta douleur en respirant avec attention, inspire-expire, parfaitement intime avec cet inconfort, avec cette sensation douloureuse. Et maintenant, vois comment tu pourrais représenter ton corps, visualise une image, tranquillement, tes yeux se ferment, inspire-expire…l'image s'installe et pourquoi pas, vois si cela te convient, ce pourrait être un rocher…petit, moyen, gros, peu importe, il est là, serein, insensible, sans émotion, immuable, sans prise au temps, il est…inspire-expire, insensible à tout, mets-toi dans le corps du rocher, ressens

cette tranquillité...inspire-expire sans précipitation...le rocher et ton corps, ne font qu'un, laisse l'insensibilité t'envahir avec sérénité, avec assurance, doucement, laisse l'insensibilité t'imprégner, ressens ses bienfaits, la sérénité du rocher, le secours installé en toi, laisse vivre avec l'inspiration, avec l'expiration, tout s'équilibre... Quand tu le ressentiras, conserve le rocher, son insensibilité, sa sérénité, son calme en inspirant profondément, inonde ton corps de bienfaits, et maintenant, en comptant de 5 à 0, tes yeux s'ouvrent tranquillement, inspire-expire, conserve, retrouve, le secours, le calme, l'insensibilité retrouvés, 4, 3, 2, respire avec attention, 1, 0, insensible présence, conserve, inspire-expire...

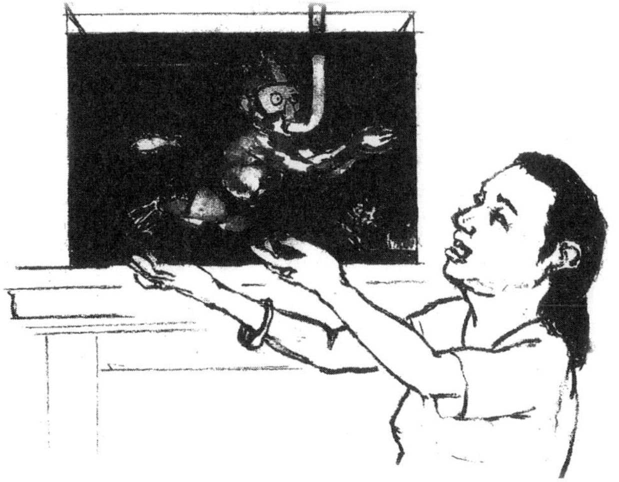

Respire tranquille

Avec ces quelques exercices « respiration-douleur », pour nous-mêmes (autohypnose) et pour le patient, nous évoluons dans le domaine de l'hypno-sédation, de l'hypno-analgésie, voire de l'hypno-anesthésie, qui permettent de déplacer, de voir et ressentir autrement la douleur, de la dépersonnaliser, de la démystifier, de mieux la contrôler, de la diminuer, et même de la supprimer... Certes, le résultat n'est pas spontané, il dépend de chacun, de notre seuil de douleur, de notre état émotionnel, de la capacité à nous maîtriser, de l'intensité douloureuse et l'entraînement; cependant, dans tous les cas, les effets du ressenti hypnotique sont bénéfiques. Face à la douleur, en hypnose (comme pour toute relation médicale), la confiance en soi et dans le thérapeute sont indispensables et déterminantes. Même si la confiance est totale et porteuse d'énergie de guérison, elle ne doit pas masquer l'éventuelle nécessité d'un recours aux médications et pourquoi pas à une intervention. Je profite de ces remarques pour réinsister sur le rôle spécifique d'accompagnement de l'hypnose médicale qui peut, selon les capacités de chacun, être un accompagnement « dominant », tout en autorisant un degré de lucidité suffisant pour reconnaitre le besoin d'une thérapie plus cartésienne, gardons un certain équilibre…pas de solution miracle…

Quoi qu'il en soit, l'hypnose médicale et la douleur peuvent toujours voyager ensemble ; au moindre signal d'alerte, quand par exemple la douleur devient insupportable, faisons quelques pas pour prendre de la distance hypnotique et potentialiser une démarche thérapeutique supplémentaire et efficace.

Nous venons de cheminer avec la « respiration-douleur » et pourquoi, malgré un contexte médical et douloureux, ne pas aller à la rencontre de l'humour et du rire. Musset avait, semble-t-il, une petite idée sur le sujet… « il faut rire de tout avant que d'en pleurer »…rire, d'accord, pleurer, si nous pouvions l'éviter, ce serait bien !

Un des atouts de l'humour est de favoriser le contrôle, voire la suppression de l'émotion à condition d'être capable de manier cet humour avec dextérité. Il ne s'agit pas de faire de l'humour « facile » ou « déplacé » mais, de pouvoir tourner en dérision une situation inconfortable, une perception douloureuse, en proposant de les voir, de les ressentir autrement… Une « pointe d'humour » (où est la métaphore ?) provoque une réelle dissociation en servant à la fois d'induction et de suggestion selon le contexte et le discours.

Le patient : « *On fait quoi aujourd'hui, docteur ?* »
Le praticien : « *C'est mieux de ne pas savoir…* »
Le patient : « *Pourquoi ?* »

Le praticien : « *Parce que, sous la torture, moins on en sait, mieux c'est !!... Mais non, sérieusement, nous allons faire ce qu'il faut pour que tout aille bien...* »

Un peu d'humour noir où se mêlent, comme dans le cas présent, la dissociation et la confusion qui permettent, sur le ton de la plaisanterie, d'élargir le champ d'action de nos jeux de mots pour éventuellement favoriser le rire – l'humour et le rire sont interdépendants.

Le rire provoque un certain lâcher-prise, minimise les tensions, les émotions négatives et, en s'associant à l'instant, l'improvisation et l'intuition, il assure un retour à l'équilibre interne, comme le pilote automatique de l'avion... (nous avons déjà fait appel à lui !)

Toi : « *Alors, ma dent, je sens qu'elle va bien !* »
Le patient : « *C'est pas votre dent, c'est la mienne...* » *(Sourire)*
Toi : « *Allez, c'est un peu la nôtre, quand même...* »
Le patient : « *D'accord, je vous la prête mais vous me la rendez et en bon état !* » *(Rire)*

Adapte-toi au contexte, à ta personnalité, à celle du patient, sans oublier qu'un rire sincère, naturel et spontané provoque à la fois un relâchement physio-musculaire et une certaine tonicité musculaire, en particulier de la sangle abdominale – il est en quelque sorte synonyme de mouvement, en riant, nous nous mettons dans l'action. Action, lâcher-prise, instant, improvisation, intuition, du nécessaire pour le ressenti du voyage hypnotique... alors rions et faisons rire !

En considérant le couple « humour-rire » comme une induction pour désamorcer une situation inconfortable, nous nous offrons l'acceptation, la réceptivité du patient et insidieusement, la confiance s'installe et se renforce. Excepté en cas de désordre psychologique, le rire a besoin de l'humour pour s'exprimer, aussi ne négligeons pas le sourire qui annonce le rire, à l'humour de faire le nécessaire... Même si chacun d'entre nous a une perception différente de l'humour, en étant à l'écoute du patient, en saisissant les mots, les gestes, les comportements et en exploitant le contexte, une pointe d'humour peut toujours se glisser dans l'ambiance médicale pour la démystifier et créer l'atmosphère hypnotique.

Ainsi, nous prenons soin du patient mais, l'humour et le rire nous sont aussi bénéfiques en autorisant une gestion positive du stress opératoire, une bonification du quotidien… Au fait, tu n'as pas le sens de l'humour, c'est bien, alors travaille-le…

Exercice 48 – Lâche-toi…
Tu es dans les transports en commun, dans le train, au téléphone avec un créancier (ou en face de lui…), avec ton médecin, en un mot, tu es dans le quotidien.
Amuse-toi, quand tu en auras envie, à changer le contexte, pour en rire…

Exercice 49 – Travaille l'atmosphère…
Ton prochain patient, fais-le rire…

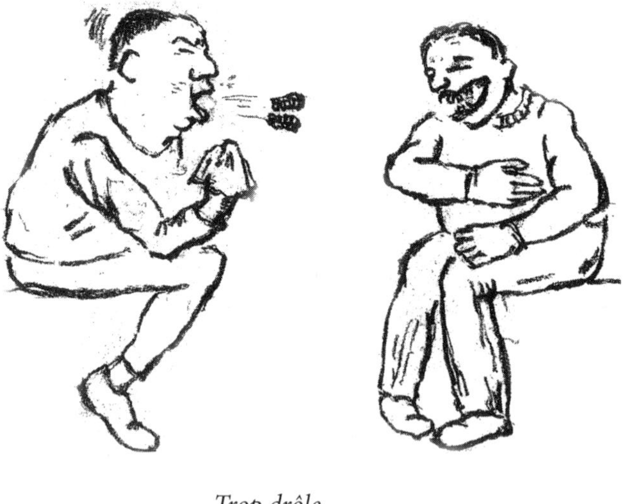

Trop drôle…

Après ces quelques réflexions sur la respiration, l'humour et le rire, nous avons maintenant trois alliés de plus pour notre voyage hypnotique. Atouts majeurs, ils font, en quelque sorte, partie de nous-mêmes et peuvent être sollicités sans efforts excessifs – un peu d'entraînement, quand même, mais la récompense hypnotique est au bout du chemin…

C'EST IMPORTANT

Les cinq sens : une entreprise de ressentis sans cesse sollicitée.

Le souvenir agréable : le travail avec le passé positif.

La respiration : prends conscience…inspire-expire.

L'humour : une assurance-vie.

Le rire : à consommer sans modération.

Tout discours est vain s'il n'incite à l'action.
Démosthène

L'atmosphère hypnotique : tout faire, ne rien faire…

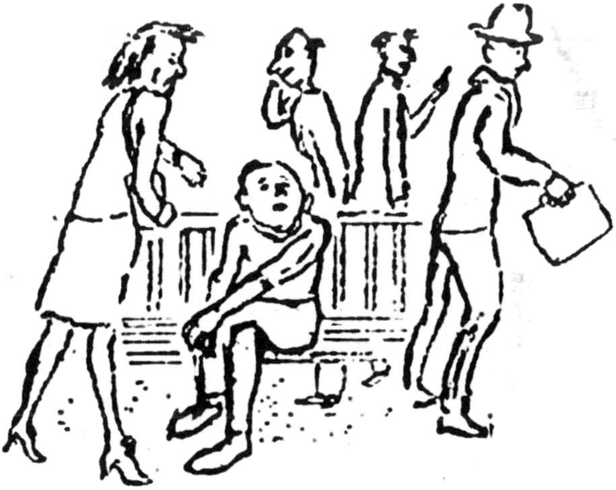

Je ne fais rien !

Transe, état modifié de conscience, perceptude, état second, travail de l'inconscient, dynamiser ses ressources, les dénominatifs ne manquent pas pour caractériser l'état hypnotique, ils sont toujours en relation avec les objectifs recherchés, qui imposent le recours à des outils adaptés et nécessitent un travail et un entraînement constants. Mais pourquoi ne pas prendre de la distance et après avoir appris et maitrisé la technique, après avoir travaillé et s'être entraîné, plutôt que rechercher la transe et l'état hypnotique en tant que tels, créons « simplement » une atmosphère hypnotique (odontologique) où chacun peut voyager tout naturellement, être tout tranquillement…

En accordance avec les réflexions de François Roustang « oublie ce que tu sais » et après avoir été « exercices-dépendants » (autohypnose), faisons en sorte que, par exemple, notre patient ressente spontanément l'atmosphère, qu'il respire l'hypnose, qu'il voyage sans le savoir…

Alors, quel parcours pourrions-nous lui proposer ?

Nous sommes maintenant dans le cabinet médical :

Quelle que soit la « déco », la plupart du temps, le patient n'y est pas réellement attentif car il est très souvent absorbé par « son » problème, par « sa » douleur. Pourtant, nous pouvons exploiter chaque élément, chaque détail de notre environnement pour commencer la dissociation, à nous de jouer…

« Regardez, les poissons sont contents de vous revoir, ils viennent vous dire bonjour… »

« Tiens, j'ai changé les cadres de place… »

« Aujourd'hui, vous pouvez vous installer où vous voulez, prenez donc le fauteuil le plus confortable…s'il y en a un ! » (Un peu d'humour)

Le relationnel hypnotique débute dès l'accueil qui se veut chaleureux, décontracté (« cool »), attentif et inducteur.

« Bonjour, alors, ce voyage, cela s'est bien passé ?… »

« Et les enfants, en forme ?… »

« Tout va bien…et notre dent…contente de me revoir ?… »

« Sympa d'être venu… »

« On a rendez-vous aujourd'hui ?… »

« Bonjour, quelques secondes d'attente avant la torture… » (Humour très noir…et pourquoi pas !)

Que dire de ces exemples (pas tous pour le même patient et pourquoi pas, un peu de confusion… !), simplement qu'il convient d'adapter l'accueil et le dialogue en fonction des affinités, des anecdotes éventuelles, des personnalités, peut-être aussi de la séance précédente en prenant soin d'évoluer dans un climat de positivité, même en cas d'humour noir, à nous de le rendre lumineux… Pour conforter l'accueil du patient, la présence du praticien est la bienvenue, celui-ci étant plus aisément dans la bonne dimension thérapeutique (empathie, accordage) sinon, l'équipe doit être nécessairement dans la même atmosphère...

Vient ensuite l'attente éventuelle où l'environnement reprend sa place, le patient se retrouve plus ou moins isolé dans la salle d'attente, peut-être avec sa douleur, ses « a priori », ses traumas du passé mais aussi la possibilité de se sentir bien, chez lui, à nous de suggérer ce bien-être.

« Installez-vous confortablement... »
« Reposez-vous quelques instants, vous êtes bien là, tranquille... »
« On se retrouve de suite, tout va bien... »
« Quelques secondes, on prépare la salle de torture !... » (Humour noir)
« Salle d'attente ou toilettes, vous avez le choix... » (Moins noir !)
« Vous avez de la chance, il y a de nouvelles revues... »

Improvisation, banalités, personnalisation, humour, n'hésite pas à tout utiliser sans te poser de questions sur les effets, laisse aller, tout dans la sensation. Au fait, ne négligeons pas le choix des revues – voyages, nature, animaux, actualités, divertissement, bandes dessinées – l'important étant de réactualiser ce divertissement visuel et mental afin que tout naturellement la dissociation débute tranquillement (le travail avec les cinq sens commence...). Quel plaisir lorsque le patient te demande d'emprunter une revue ou qu'il te dit « Tiens, j'étais en Provence... », il a quelque part oublié le reste, il n'est pas vraiment chez le dentiste ! Tu n'as plus qu'à renforcer cette dissociation...

Après l'accueil et l'attente, idéalement, ce serait au praticien d'aller à la rencontre du patient pour intégrer la salle de soins, pour assurer une parfaite continuité dans la communication mais, là encore, tout dépend de l'équipe et de l'ambiance.

N'hésitons pas à susciter le dialogue pour maintenir ou potentialiser la dissociation.

« Sympa, les revues ? »
« Vous avez de la chance de pouvoir profiter de la salle d'attente, j'aimerais bien... »
« La musique vous plaît ? »

Utilisons les remarques éventuelles et les comportements du patient, nous sommes à l'écoute, dans l'observation (le verbal et le non-verbal).

Le « trajet » de la salle d'attente au cabinet est un moment d'accompagnement dans tous les sens du terme où la dissociation s'affirme avec des suggestions positives.

« Venez avec moi, c'est bien, vous allez pouvoir vous reposer… »

« Tiens, nous avons changé les cadres de place, cela vous plaît ? »

« Je vous emmène, tout va bien, tranquille… »

« Allez, go, cool, c'est parti… » (Voir contexte)

« Je suis content aujourd'hui, on termine, c'est super, c'est bien, vous êtes content... »

Pas de discours, ni de suggestions types, chaque détail de l'instant a son importance – un bruit, une anecdote, une remarque… - toujours l'intuition, l'improvisation, reste toi-même.

Dans la salle de soins, le praticien est censé prendre la main mais, dans la mesure du possible, le patient doit avoir la possibilité de rester actif. Le *« Installez-vous confortablement, tranquillement »* est une suggestion dissociative que nous ne devons pas hésiter à renforcer, à ratifier : *« Voilà, vous êtes bien installé comme ça, tout va bien… »*.

Nous pouvons également ancrer cette suggestion, en mettant discrètement la main sur l'épaule du patient *« OK, c'est bien comme ça… »*. Un geste convivial est parfaitement bien perçu lorsqu'il vient au moment opportun – cela fait partie du travail hypnotique. Je préfère cette approche kinesthésique à l'utilisation, par exemple, d'une lévitation de la main souvent trop théorique et trop formelle pour notre relation odontologique mais, par contre, très intéressante en thérapie brève où le contexte environnemental est différent. Pour compléter cette réflexion sur la lévitation, si je réalise une « séance d'hypnose médicale » plus formelle non associée dans le moment à l'intervention, c'est-à-dire dans un rendez-vous précédent (en préparation à l'intervention), pourquoi pas une lévitation mais nous en reparlerons.

Depuis l'accueil, l'atmosphère hypnotique est donc présente aussi, c'est dans cette ambiance que l'intervention débute, le film continue… Notre patient est dissocié et peut-être même dans le ressenti hypnotique (réceptivité, perceptude), a fortiori s'il est habitué à cette mise en condition, s'il pratique l'autohypnose et les exercices que nous lui avons éventuellement proposés (l'entraînement !).

Pendant l'intervention, nous maintenons cette atmosphère hypnotique avec, par exemple, des suggestions indirectes, un travail sur le souvenir agréable, sur la respiration, avec, pourquoi pas, un peu d'humour ou rien de tout cela si le patient autogère le temps opératoire et même, si tout se passe bien, rien n'empêche de s'offrir simplement quelques doses de ratifications – « *Voilà, tout va bien...* », « *Tranquillement, c'est bien...* », « *Cela se passe bien, c'est OK...* », « *OK, tranquille...* », « *Super, on avance bien...tranquillement...* », « *Ça roule...* ».

Notre discours peut paraître quelque peu décousu, aucune importance, il est juste là pour suggérer le bien-être, la tranquillité, une certaine fluidité et surtout l'absence de difficulté, de problème, soyons simplement attentifs à utiliser des mots rassurants, chargés de sérénité et de positivité (les mots, toujours les mots...).

L'intervention terminée, l'atmosphère perdure et, si besoin est – contexte douloureux, plan de traitement complexe et invasif, ou tout simplement maintien du ressenti de bien-être, du ressenti hypnotique – suggérons au patient de travailler pour conserver ces sensations (autohypnose) et pour faciliter la séance suivante, rapprochée ou non. C'est à ce moment que nous pouvons proposer quelques exercices simples comme l'absorption visuelle, le souvenir agréable, la respiration, les cinq sens...à chacun de sentir ce qui convient le mieux au patient pour qu'il redevienne majoritairement actif dans le post-opératoire (acteur de sa guérison...).

Quelques remarques sur notre atmosphère hypnotique.

- En induisant l'atmosphère hypnotique, je ne parle pas nécessairement d'hypnose, c'est selon le ressenti et le contexte.
- Par expérience, moins il est fait allusion à l'hypnose, plus elle s'installe naturellement et moins le besoin d'explications se fait sentir (oublions les pourquoi et les comment...)

- Par contre, quand les effets de l'atmosphère se seront fait sentir et pour faciliter le recours aux exercices d'autohypnose donc en deuxième intention, je peux parler d'hypnose avec le patient mais là encore, c'est comme chacun le sent, il n'y a pas de règle établie, l'objectif étant d'atteindre le ressenti en voyageant avec plaisir.
- L'atmosphère hypnotique induit, pour celui qui la ressent, l'envie de continuer le voyage, de progresser dans la technique, de travailler et de s'entraîner pour parfaire le mouvement hypnotique.

Dans cet état d'esprit, encore un petit clin d'œil au bon sens populaire : « Ne mettons pas la charrue avant les bœufs », si nous avons de bons bœufs, il sera toujours temps de trouver la charrue !...laissons le temps à l'hypnose de s'installer, avançons un peu sur le chemin avant de profiter des bienfaits du paysage…

> **Exercice 50 – Vous avez dit « atmosphère » ?**
> **Amuse-toi à créer une atmosphère hypnotique dans des contextes différents – travail, famille, amis, épreuves douloureuses, vacances…**

> **Exercice 51 – Atmosphère…**
> **Dès que tu le souhaiteras, fais le parcours « atmosphère hypnotique » avec les patients : sois attentif aux effets mais ne cherche pas à les expliquer, que se passe-t-il pour toi et pour le patient ?**

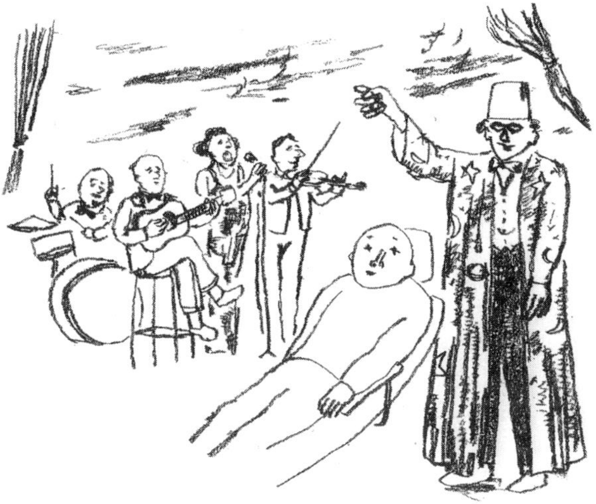

Vous avez dit « atmosphère » ?

En vérité, le chemin importe peu, la volonté d'arriver suffit à tout.
Albert Camus

L'autohypnose

A de nombreuses reprises, je vous ai parlé d'autohypnose, tout simplement parce qu'elle est incontournable pour bien voyager. Incontournable pour le praticien et pour le patient mais aussi idéalement pour toute l'équipe médicale car c'est en travaillant régulièrement l'autohypnose que le ressenti hypnotique deviendra instinctif, qu'il deviendra atmosphère... Mais, au fait, l'autohypnose, nous connaissons, nous nous sommes déjà entraînés avec 51 exercices ! Contentons-nous simplement de revisualiser quelques règles du jeu hypnotique.

- Comme pour tout apprentissage, il est nécessaire de se former, d'apprendre et de s'entraîner, ce que nous faisons depuis notre rencontre...nous apprenons à discipliner, à canaliser notre mental – toutes les techniques d'absorption (visuelle, auditive, olfactive, gustative, kinesthésique) favorisent cette approche.
- « Oublie ce que tu sais... » Avec les exercices, nous intégrons certaines techniques hypnotiques et, plus nous avançons dans le voyage, plus nous prenons conscience de la nécessité de tendre vers l'instinctif, de ne pas se poser de questions, d'être soi avec son expérience, d'être un peu animal...peu à peu, nous ressentons moins le besoin des exercices, nous allons spontanément vers le ressenti...comme le sportif qui s'entraîne et s'entraîne encore pour être dans son mouvement sans réfléchir, pour l'exécuter instinctivement.

  C'est cette démarche, cette gymnastique d'esprit qu'il nous faut acquérir, mais avant d'oublier, il faut apprendre et s'entraîner sans compter pour ne plus chercher à comprendre, pour laisser faire, pour se laisser voyager. Apprendre et oublier, comme en art martial, utilise la force de l'adversaire pour mieux la contrôler...

- Ne rien faire, laisser venir, ici et maintenant : ce ne sont pas des formules magiques mais le résultat du travail hypnotique.

  Quand nous fermons les yeux et partons dans un souvenir agréable, laissons faire...pas de pourquoi, ni de comment, profitons tranquillement des bienfaits de ce moment agréable...

  « Ne rien faire » veut dire « avoir fait » et ainsi simplement après nous être entraîné (autohypnose !), le ressenti vient naturellement, chargé de fluidité à condition de donner du temps au temps...
- Se remettre en mouvement, c'est voir autrement une situation, c'est transformer une pensée négative en pensée positive, c'est visualiser une idée pour qu'elle se réalise, c'est se mettre dans la guérison, c'est vivre la guérison, c'est neutraliser une tension, une douleur, par des suggestions opposées, par l'utilisation de contre-images.
- Dynamisons notre contexte de situation avec une dialectique simple et parfois même naïve :

  « *Ma douleur s'en va, elle vagabonde, elle part, je la vois s'éloigner sur le chemin, elle s'en va tranquillement, elle s'éloigne...* »

  Le travail avec la pensée positive est toujours bénéfique, pensons guérison, nous sommes sur la route de la guérison... Bien évidemment, restons médicalement conscient et vigilant, l'approche autohypnotique ne se substitue pas, si nécessaire, à une intervention et à des médications, par contre, elle demeure toujours une partenaire active sur laquelle nous pouvons réellement compter.
- Vivons l'état hypnotique : en découvrant les règles du jeu, nous avons travaillé avec une représentation schématique du processus hypnotique afin de cheminer de la sensibilité ordinaire vers le ressenti, en ayant recours à l'induction, la suggestion, la dissociation. L'objectif étant d'être capable d'atteindre spontanément ce ressenti, de le vivre, d'être le ressenti (perceptude). Cette spontanéité dépend effectivement d'un entraînement régulier où chacun évolue à son rythme modifiant ainsi à son gré le schéma de son parcours hypnotique.
- Exploitons les différentes situations vécues – une attente, un dépla-

cement, une discussion, une journée de travail, de repos, une nuit de sommeil – en un mot notre vie de chaque instant, pour nous familiariser avec la perception de l'atmosphère hypnotique, pour faire comme si nous respirions l'hypnose…comme si nous vivions l'hypnose…sans réfléchir, sans pourquoi, ni comment, en se contentant d'être dans le mouvement, d'adopter une certaine façon de vivre. Laissons notre envie « de plus » s'entraîner faire son chemin, le ressenti viendra en son temps, n'attendons pas, laissons venir… Pensons, toute proportion gardée, aux moines tibétains qui méditent chaque jour et pour qui la méditation finit par être une partie d'eux-mêmes, ils vivent la méditation mais quel entraînement ! Même si nous ne sommes pas tibétains, rien ne nous empêche de voyager et de prendre plaisir sur le chemin…

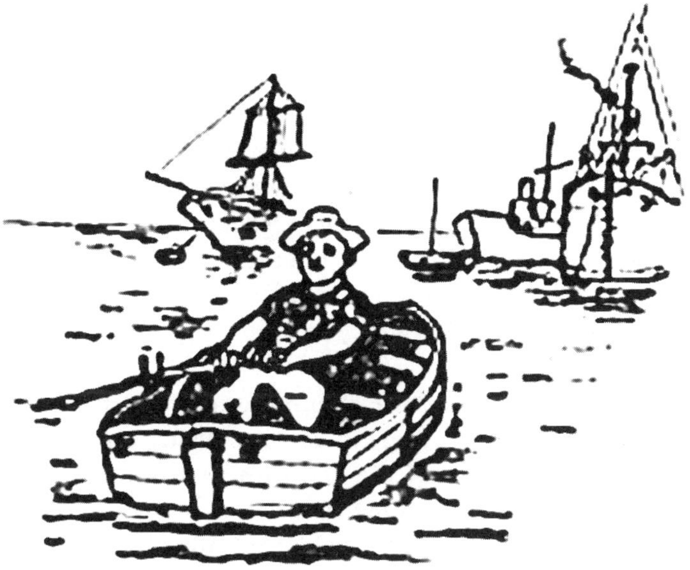

J'irai loin quand même !

Et pourquoi pas quelques exercices pour alimenter notre entraînement en autohypnose ?

Exercice 52 – Le point fixe

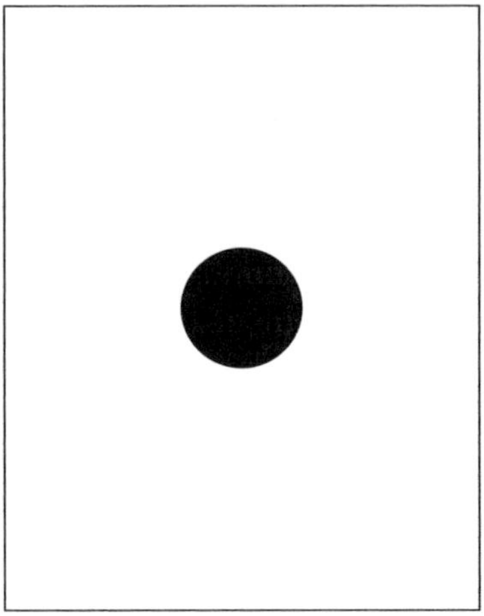

Fixons un point « fixe » et absorbons-nous dans ce point, devenons ce point, sans prêter attention au temps, fixons attentivement le point tranquillement et peut-être même nos yeux vont se fermer, toujours dans notre point… Quand nous le souhaiterons, en inspirant doucement et profondément, sans précipitation, quittons le point et revenons à notre environnement, tranquillement…

Exercice 53 – Ta pièce préférée

Installe-toi confortablement, respire tranquillement et quand tu en auras envie, ferme doucement les yeux. Pénètre maintenant avec plaisir dans ta pièce préférée, dans une maison, un appartement ou tout autre endroit, comme tu le souhaites…et imprègne-toi de l'atmosphère, des odeurs, des bruits, admire chaque détail en respirant tranquillement, inspire-expire, parfaitement bien dans ton endroit préféré. Tu es dans ta pièce, profite du bien-être, chaque détail, chaque instant… Quand tu le souhaiteras, inspire doucement, profondément, et sans précipitation, quitte ta pièce préférée, en gardant les sensations de bien-être, doucement, ressens…

Exercice 54 – Vivons le changement

Installons-nous confortablement et ne pensons pendant quelques instants qu'à notre respiration…voilà, tranquillement, nous respirons, inspire-expire, concentrés maintenant sur un problème, une difficulté qui nous tourmente, avec tous les éléments qui le constituent, imprégnons-nous du problème, de la difficulté… Et maintenant, en respirant tranquillement, pensons à toutes les solutions, à tout ce que nous pourrions faire pour améliorer la situation, tranquillement, sans précipitation, recherchons le bien-être des solutions, mettons-nous dans les solutions, dans le changement…

Répondons à ces questions :

« *Comment je me sentirais sans ce problème ?...* »

« *Que puis-je faire ici et maintenant pour ressentir le bien-être des solutions ?...* »

Répétons-nous ces phrases :

« *Je suis avec les solutions…* »

« *Je respire le changement…* »

« *Je vis la solution…* »

« *Je suis la solution…* »

Tranquillement, laissons venir la solution et quand nous le souhaiterons, inspirons doucement et profondément, sans précipitation, nos yeux s'ouvrent, inspirons, conservons le bien-être de la solution…tranquillement, conservons.

Exercice 55 – Le noir absolu (particulièrement adapté à l'autohypnose et à l'insomnie)

Installe-toi confortablement, tranquillement, prête attention à ta respiration, inspire-expire, et quand tu le sentiras, doucement, laisse tes yeux se fermer…tu es maintenant dans la pénombre, le noir commence à se faire autour de toi, prends tranquillement conscience de la profondeur du noir qui s'installe, concentre-toi sur le noir, dirige-toi vers le noir, le plus noir au lointain dans le noir, imprègne-toi de l'obscurité, habite le point le plus noir, tranquille, inspire-expire le noir…habite, entre dans le noir…et sans précipitation, si tu en as envie, inspire doucement, compte de 5 à 0 et doucement, tes yeux s'ouvrent, tranquillement, reviens à la lumière…ou si tu préfères, reste dans le noir, prends plaisir à voyager dans le noir du noir, tu t'y sens parfaitement bien, reste…

Exercice 56 – Le fauteuil

Nous sommes maintenant confortablement installés dans notre fauteuil, concentrons-nous quelques instants sur notre respiration, inspire-expire tranquillement. Quand nous le voudrons, prenons conscience du fauteuil qui nous accompagne, de sa forme, de sa stabilité, du contact de notre corps avec le confort de notre fauteuil… tranquillement concentrés sur les sensations, doucement, nos yeux se ferment…faisons corps avec le fauteuil, qui accepte avec bienveillance nos tensions, nos pensées, nos douleurs, laissons-nous aller, profitons du bien-être que nous propose notre fauteuil, tranquillement, inspire-expire… Quand nous le souhaiterons, inspirons doucement et profondément, nos yeux s'ouvrent sans précipitation et doucement, chacun reprend sa place, le fauteuil, nous… gardons le bien-être qu'il nous a offert, inspire…conserve…

Exercice 57 – L'arbre

Installe-toi confortablement, concentre-toi quelques instants sur ta respiration, inspire-expire et tranquillement, quand cela te conviendra, tes yeux se ferment…se ferment doucement et visualise maintenant ton corps qui impose sa puissance comme un arbre centenaire qui s'affirme avec ses branches majestueuses, qui absorbe la force du vent, puise l'énergie de la terre, tranquillement, ressens la force, la puissance, la sérénité, inspire-expire… Habite l'arbre avec tranquillité… Quand tu le souhaiteras, inspire doucement, profondément et sans précipitation, compte de 5 à 0, tes yeux s'ouvrent avec douceur et avec plaisir, tu conserves la puissance, la sérénité, l'énergie, tranquille, conserve les sensations…

Exercice 58 – Le ballon

Prends conscience des tensions qui t'habitent en te concentrant tranquillement sur ta respiration, inspire-expire, laisse venir tes tensions, tes problèmes et, sans précipitation, quand tu le souhaiteras, tes yeux se ferment, doucement, ferme tes yeux... et maintenant, installé confortablement, vois à côté de toi un ballon où tu peux accrocher tes tensions, tes problèmes. Charge la nacelle du ballon, prends plaisir, allez, encore une place, une autre, peu à peu, la nacelle se remplit, prends plaisir...et tranquillement, quand tu le voudras, coupe les amarres du ballon, regarde, il s'élève, léger, inspire-expire, avec légèreté, tes tensions, tes problèmes s'envolent, regarde-les s'élever, s'éloigner, prends plaisir...laisse le ballon disparaître dans le ciel et quand tu le souhaiteras, en inspirant doucement, profondément, profite du bien-être, de la légèreté, tes tensions, tes problèmes, légers, disparaissent, compte maintenant, sans précipitation, de 5 à 0, en conservant le bien-être, la légèreté, doucement, tes yeux s'ouvrent...

Exercice 59 – Respire ta respiration

Installe-toi confortablement et tu vas tranquillement être ta respiration, inspire-expire, à ton rythme, tu t'imprègnes de ta respiration et doucement, tes yeux se ferment, inspire-expire, sans précipitation, tes yeux sont maintenant fermés. Visualise tranquillement le trajet de l'air que tu inspires, qui progresse dans ton corps, lentement, il progresse, il travaille, tout l'air inspiré prend connaissance de ton corps, tonifie chaque cellule, facilite le fonctionnement de chacun de tes organes, tranquillement, il installe le bien-être dans ton corps...inspire, sens l'air faire son chemin et avec l'expiration, ressens-le te quitter en emmenant tout ce dont ton corps veut s'alléger, laisse partir, profite du bien-être, expire doucement, ressens la légèreté... Quand tu le souhaiteras, inspire profondément et tranquillement, pendant que tu comptes de 5 à 0, tes yeux s'ouvrent, doucement, reviens avec ta respiration qui t'accompagne, conserve le bien-être, la légèreté...

Exercice 60 – Bouge…

Allonge-toi maintenant confortablement, à l'endroit de ton choix, où tu te sens bien et tranquillement, concentre-toi sur ta respiration, inspire-expire, prends conscience de ta respiration…quand tu le sentiras, doucement, laisse tes yeux se fermer et toujours en inspirant-expirant, reprends contact avec une de tes activités physiques favorites, celle qui te plaît le plus…une marche, une partie de tennis, une promenade à bicyclette, une séance en salle de gym, un footing, ce que tu veux et, sans précipitation, revis ce moment que tu as choisi, inspire-expire… Quand cela te conviendra, ressens maintenant ton corps qui se met en mouvement, confortablement allongé, ressens les gestes, les contacts, les contractions, revois tout l'environnement de ton activité préférée…ressens la chaleur qui t'envahit avec l'effort, le travail de tes muscles, profite du bien-être de ton activité. Ressens ta respiration qui s'accélère, revis chaque geste, apprécie chaque instant, sois attentif au mouvement de chaque partie de ton corps qui bouge, qui s'adapte à l'effort, profite de la dynamique, tu es dans ton mouvement…avec plaisir, avec bien-être… Et quand tu le souhaiteras, en inspirant profondément, tranquillement, laisse ton corps se poser, conserve le plaisir de ces instants agréables et en comptant de 5 à 0, apaise ton corps, ta respiration et en ouvrant doucement les yeux, conserve le bien-être, inspire-expire, ressens le bien-être de l'après-effort, tranquillement, ressens…

<u>Remarque</u> : cet exercice est couramment réalisé en art martial pour apprendre et réviser un enchaînement complexe de mouvements, ferait-on de l'hypnose en art martial ?... En tous cas, bel exercice de visualisation et de ressentis, alors, entraîne-toi…

Exercice 61 – Visualise un acte opératoire

Installe-toi confortablement et pendant quelques instants, concentre-toi sur ta respiration, inspire-expire…prends de la distance avec ton environnement, doucement quand tu le souhaite-

ras, ferme les yeux, voilà, quand tu le sens… Maintenant, comme cela te convient, selon tes choix, tes préférences, visualise un acte opératoire, le contexte, le patient, le matériel, les gestes, les dialogues, peu à peu, vis ton acte opératoire…tranquillement, avec ta respiration, inspire-expire, tu régules l'action, tu crées l'atmosphère, chaque détail, visualise, ressens, entends, sans précipitation, tu es dans l'acte opératoire… Quand tu le décideras, doucement, en inspirant profondément, termine l'intervention, inspire, tes yeux s'ouvrent tranquillement, chacun reprend sa place, satisfait, inspire doucement…

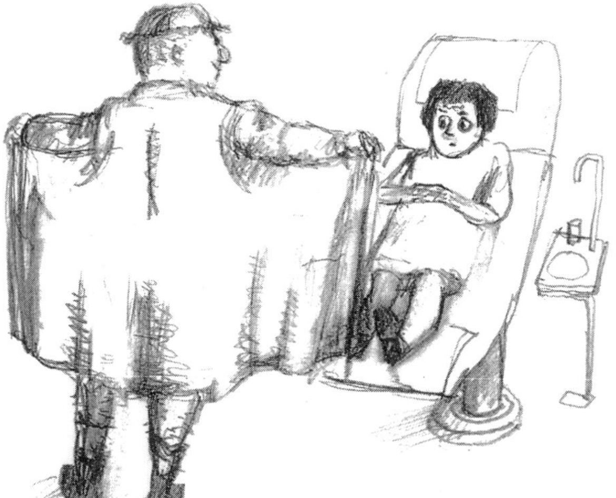

Le point fixe !

Ces quelques exercices nous ont permis de nous recentrer sur l'autohypnose, tu peux bien sûr les proposer au patient, ainsi le voyage avance pour chacun d'entre nous…nous avons effectivement progressé, la rencontre avec l'histoire, avec la douleur, la découverte des règles du jeu, l'apprentissage des techniques, l'expression des sens, les bienfaits de la respiration et de l'humour, la recherche d'une atmosphère, sans oublier l'indispensable autohypnose, autant d'étapes qui nous donnent envie de continuer le voyage pour découvrir d'autres paysages…

QUELQUES REPÈRES

- *Oublie pour créer l'atmosphère.*
- *Connais le parcours pour être un bon guide.*
- *Tes compagnons de voyage, les exercices.*
- *La respiration, toujours avec toi.*
- *Continue à t'entraîner...*

Si tu veux tracer ton sillon droit, attache ta charrue à une étoile.
Proverbe berbère

Le protocole opératoire hypnotique (P.O.H.)

C'est peut-être le moment de redevenir quelque peu cartésien. Il est vrai que pour profiter pleinement du voyage hypnotique, je vous ai suggéré d'éloigner les pourquoi, les comment, les interrogations, les justifications et plus encore... Cependant, pour établir quelques protocoles pouvant nous aider à mieux gérer notre démarche hypnotique, il faut se remettre dans la « réflexion cartésicnnc », sans évincer la devise « oublie ce que tu sais », alors, un peu de cartésien, pas trop et juste pour les protocoles !

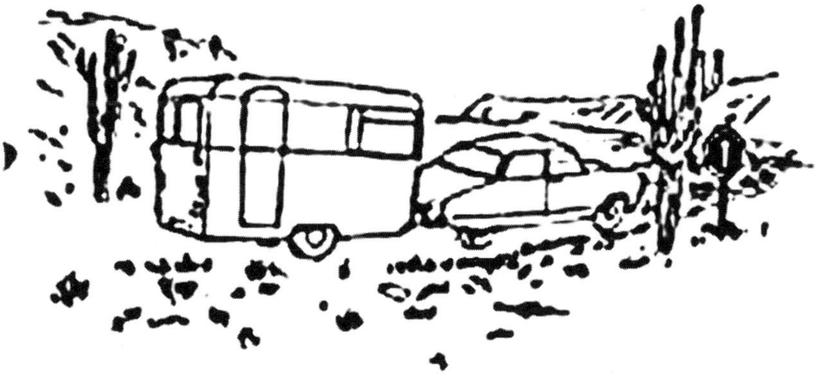

Ce n'est qu'une étape

En pratique quotidienne, nous sommes confrontés à diverses situations auxquelles il convient de s'adapter pour optimiser le résultat. Même si nous avons vu qu'il n'existe pas de séance type d'hypnose médicale, il est possible d'élaborer un certain nombre de protocoles opératoires hypnotiques (P.O.H.) où chacun peut trouver sa place.

Considérons ce P.O.H. comme un guide qui nous laisse toute latitude d'évasion, sachant que l'imagination, l'improvisation et l'intuition sont présentes sur le plateau technique.

Au fauteuil, le changement vient du patient et du cas clinique, le praticien étant l'inducteur, j'allais dire permanent, qui doit s'adapter, décider, intervenir et éventuellement innover.

Alors, comment trouver une aide éventuelle avec un protocole opératoire hypnotique ?

Tout d'abord, en ciblant les principaux scénarios cliniques que nous sommes susceptibles de rencontrer et en proposant une marche à suivre pour permettre au ressenti hypnotique de s'exprimer dans les meilleures conditions et d'assurer un voyage agréable.

Remarque : Dans ma pratique, je n'ai pas de règle établie pour parler ou non d'hypnose au patient, je m'adapte et laisse mon intuition et mon ressenti faire le reste…

P.O.H. 1

- Patient connu
- Pas de situation d'urgence
- Pas de difficulté particulière

Que faire ?... Rien !

C'est le cas typique où tu crées l'atmosphère dès l'accueil du patient, à dose homéopathique, en modulant discours, gestes, intervention, le tout, dans un climat de tranquillité générale. La confiance est présente, tous les ingrédients sont là pour que la relation et le voyage se déroulent au mieux. Pour le P.O.H. 1, tout s'enchaîne parfaitement, à toi d'assurer…

P.O.H. 2

- Patient connu : stressé, anxieux
- Pas de situation d'urgence
- Réticence aux soins

Que faire ?

Tu connais le patient, peu importe, il est toujours temps de lui proposer le ressenti hypnotique. Le patient, habitué du cabinet demeure stressé et anxieux (ce n'est pas normal), il faut remettre la relation praticien-patient en mouvement...

Tu dois modifier ton attitude générale, dès l'accueil, en insistant sur tous les éléments qui peuvent favoriser la dissociation, en profitant de l'atout « connaissance du patient ».

- Redynamise ta communication.
- Utilise toutes les anecdotes de la vie du patient dont il te fait part, mais aussi les aléas de la vie publique, pour dissocier, métaphorer et s'amuser à parler de tout et de rien (confusion).
- Suggère en pré- et per-opératoire, un travail sur la respiration et une visualisation sur « son » ou « ses » souvenirs agréables – bénéfiques pour le stress et l'anxiété –
- Laisse du temps au patient en pré-opératoire pour ressentir, en l'accompagnant, particulièrement pour une première fois.
- Ratifie pendant l'intervention (toujours la respiration) et en post-opératoire, favorise la positivité (suggestions post-hypnotiques de guérison), préconise l'entraînement à l'autohypnose.
- Maintiens et potentialise l'atmosphère hypnotique jusqu'au départ du patient (humour, ancrage, vocabulaire positif…)

Le patient doit quitter le cabinet plus « cool », à lui maintenant de se mettre au travail…et à toi d'accélérer le mouvement…

P.O.H. 3

- Patient connu ou non
- Situation d'urgence : douleurs violentes
- Patient « dans » sa douleur : stress, angoisse…

Il faut faire quelque chose !
En cas d'urgence, tu prends la main, il convient d'être directif dans les suggestions.

- L'accueil est d'emblée dans l'atmosphère, l'attente se veut la plus restreinte possible, l'humour n'est pas à négliger :
  « Bonjour, on se voit aujourd'hui ?... »
  « C'est pour les dents ?... »
- Ecoute les doléances, si nécessaire, suscite-les et suggère le mouvement ; professionnel mais sans se prendre au sérieux
  « Nous allons faire ce qu'il faut pour que ça roule… »
- Au fauteuil, un travail constant sur la respiration est judicieux, en particulier si le patient n'est pas entraîné au ressenti hypnotique.
- Toutes les techniques d'absorption sont bénéfiques (visuelle, auditive, kinesthésique, confusion…).
- Tu as écouté les doléances douloureuses, le patient est bloqué dans sa douleur ; il s'agit d'être maître du jeu et de favoriser tout ce qui peut mobiliser le patient (physique et mental). Par exemple avec un patient « technicien », qui aime savoir, exploite le symptôme en lui expliquant la situation et l'acte opératoire en détail (dissociation).
- Le souvenir agréable peut s'adapter à l'urgence à condition que tu suggères et favorises les ressentis, le patient reçoit, ressent et a besoin d'être accompagné en toute sécurité. Cette approche te demande un investissement certain.
- En post-opératoire, toujours la respiration et les exercices simples comme la visualisation d'une vague de soulagement, de guérison qui traverse le corps. Présente cette démarche en autohypnose comme un entraînement, a fortiori pour un habitué du ressenti hypnotique, avec pour objectif le bien-être…
- L'urgence est une situation où le praticien est totalement bivalent, en utilisant sa qualité d' « expert en techniques » et en étant capable d'assurer un accompagnement hypnotique total.

P.O.H. 4

- Patient « à problèmes » (angoisse, peur, phobie...)
- Pas de situation d'urgence
- Patient connu ou non

- Si le patient est connu, le « problème » devrait être résolu, si ce n'est pas le cas, comme dans le P.O.H. 2, il faut changer l'approche, en l'occurrence, communiquer différemment.
- Si le patient n'est pas connu, au travail...
- Face à une angoisse, une peur chronique ou encore une phobie, il est nécessaire de travailler en amont de notre spécialité, en réalisant une séance d'hypnose médicale formelle dans les limites de ses compétences et en sachant jusqu'où aller.

Comment travailler ?

- En étant à l'écoute, en saisissant les informations recueillies auprès du patient, qui peuvent faciliter la compréhension du contexte. Il s'agit souvent de quelques mots ou parfois d'un seul (!), écoutons en restant à distance du discours.
  « *Quand j'étais petit, j'avais déjà peur du dentiste...* »
  « *J'ai toujours été terrorisé par le dentiste...* »
  « *Rien de pire que de s'asseoir sur ce fauteuil...* »
- Ecoute et propose au patient de reprendre la main, de changer quelque chose...
  « *Que faudrait-il pour vous sentir bien ici ?* »
  « *Comment représenter cette terreur ?* »
  « *Comment pourriez-vous laisser venir le bien-être ?* »
  « *Et si tout était bien ici ?* »
- Laisse aller ton imagination, en suggérant au patient d'être actif, en prenant soin d'utiliser un vocabulaire rassurant et orienté vers la sécurité, la bienveillance, la tranquillité.
- Le travail avec le lieu sécure, avec le jardin secret est adapté pour minimiser et éloigner les peurs et les phobies.
  « *Où aimeriez-vous être en ce moment ?* »
  « *Prenez plaisir à vous retrouver dans votre endroit préféré* »

Selon la réponse, accompagne le patient dans son lieu de sécurité (lieu sécure), fais-le voyager dans son jardin secret. La respiration et l'humour sont toujours les assurances pour pallier aux difficultés de parcours.
Cette séance hypnotique pré-opératoire doit être associée au travail en autohypnose du patient qui refait les exercices que tu lui as proposés – le jardin secret, la vague de bien-être, le souvenir agréable, la respiration, l'absorption visuelle… Tu dois également, si nécessaire, susciter le volontariat du patient afin de ne pas multiplier les séances hypnotiques préopératoires – une ou deux séances doivent suffire.

- Lors de la séance suivante de soins, tu refais les exercices avec le patient, tu évolues entre directivité et permissivité selon l'ambiance, en potentialisant la confiance et la ratification. Le vocabulaire est toujours rassurant, « *tout va bien* », « *c'est bien* », « *tranquille* », « *tout se passe bien* », « *c'est cool* », « *respire tranquille* »…
- Dans le cas où le « problème » perdure, tu dois faire appel au spécialiste et conseiller au patient de consulter.

P.O.H. 5

- Patient connu ou non
- Patient sensibilisé à l'hypnose médicale (de par lui-même ou avec « ton » aide)
- Toute situation thérapeutique

- Avec un patient sensibilisé à l'hypnose médicale, il convient de se « contenter » de l'accompagner discrètement en maintenant bien évidemment l'atmosphère hypnotique.
- Accompagner mais aussi profiter du contexte hypnotique pour progresser en travaillant, par exemple, plus spécifiquement sur l'hypnoanalgésie et l'hypnoanesthésie qui demandent un entraînement plus soutenu pour autoriser un ressenti bénéfique.
- En fonction des exercices que le patient travaille, n'hésite pas à lui proposer de nouvelles possibilités, pour accentuer l'accordage et ancrer l'accompagnement – potentialise le mouvement pour mieux voyager.

- Dans ce contexte favorable, il t'arrivera souvent, au cours des échanges avec le patient, d'évoluer dans la conception de ton approche hypnotique avec les autres patients, sans doute grâce à la transmission du ressenti d'un patient averti – sois toujours à l'écoute, attentif à toutes les informations.
- Avec le P.O.H. 5, le praticien et le patient progressent car chacun « inconsciemment » veut aller plus loin dans le voyage en faisant profiter l'autre des nouveaux paysages (un peu comme en art martial où ce n'est qu'après un certain nombre d'années de pratique que l'on découvre les vraies sensations…).

Cette situation peut se retrouver dans les autres P.O.H., lorsque le patient s'est suffisamment investi dans la découverte des paysages…

Nous venons d'envisager cinq protocoles opératoires hypnotiques spécifiques, mais la liste n'est pas exhaustive, aussi, j'aimerais (si cela vous convient…), vous suggérer un P.O.H. général qui nous propose une succession d'étapes propres à satisfaire notre esprit cartésien et d'autres situations cliniques…

Protocole opératoire hypnotique d'une séance au fauteuil : Faire vivre l'atmosphère hypnotique

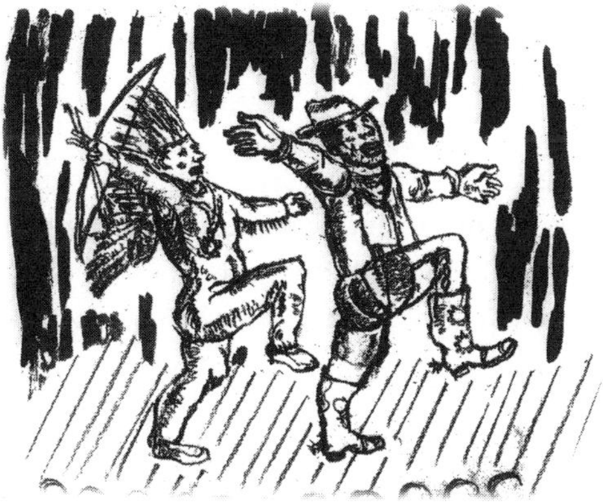

Comme tu le sens…

1 Accueil :

- Personnalisation de l'accueil
- Faits d'actualité
- Humour

2 Ecoute – Observe :

- Le verbal, le non-verbal
- Prise en compte des cinq sens
- Le visuel, l'auditif, le kinesthésique, l'olfactif, le gustatif (le V.A.K.O.G.)

3 Adaptation du travail hypnotique en fonction :

- de l'état du moment du patient
- de l'état du moment du praticien
- de l'acte opératoire

Selon le contexte, il convient de s'orienter vers une hypnose formelle, c'est-à-dire plus directive ou vers une hypnose conversationnelle, c'est-à-dire plus permissive ou encore vers l'association directivité-permissivité.

4 Accordage : empathie

- Utiliser tous les moyens pour établir une entente cordiale pour voyager ensemble – dialogue, confiance, humour, environnement.

  « *Si vous en êtes d'accord…* »

  « *Si cela vous convient…* »

  « *J'aimerais qu'ensemble, nous…* »

5 Inductions rapides :

- Il s'agit de choisir des inductions permettant au patient de pouvoir se concentrer presque instantanément.
  - le point fixe
  - la respiration
  - la suggestion directe adaptée :

    « *En prenant conscience de votre respiration, quand vous le souhaiterez, vous fermerez les yeux, qui, maintenant, se ferment doucement…* »

« Installez-vous confortablement en respirant tranquillement… »
« Bien, maintenant, fermons doucement les yeux… »

- la prise de conscience de son corps
  « Prenez conscience de chaque partie de votre corps… »

6 Dissociation :

Une induction rapide favorise une dissociation efficace.

- Le travail sur le souvenir agréable (que choisit le patient) est une bonne solution car il est très souvent, associé au lieu de sécurité, au jardin secret.

7 Ratifier :

- Attentif au vocabulaire.
  « Tout va bien… »
  « Tranquillement… »
  « Cela se passe bien… »
  « On est content…cool… »
  « Cela nous fait plaisir… »
- L'humour, le saupoudrage, la répétition de mots rassurants, la positivité, le calme, la fluidité, l'atmosphère chaleureuse, « ta » présence… Tout ce qui peut conforter le ressenti hypnotique est le bienvenu.

8 Le retour : le post-opératoire

- Potentialiser la ratification
- Prescrire de la positivité
- Revenir sur les bienfaits de la séance – conserver le ressenti
- Proposer, si nécessaire, de nouveaux exercices
- Induire le travail en autohypnose pour le patient en valorisant les effets
- Humour

9 Prendre congé du patient

- Toujours l'atmosphère hypnotique

10 L'étape « post-patient »

- Si tu en ressens le besoin, quelques instants d'autohypnose…(il faut prendre soin de soi !)

Dix étapes pour cet exemple de protocole opératoire hypnotique « type », mais nous pourrions en avoir 15 ou moins ou plus, peu importe, encore une fois, ce n'est qu'un guide de voyage, ne nous y enfermons pas et si nous avons envie, n'hésitons pas à prendre des chemins de traverse…mais toujours avec le même objectif : créer, maintenir et potentialiser l'atmosphère hypnotique.

Exercice 62 – Qu'en penses-tu ?
Assimile, analyse, modifie (à ta façon) les protocoles opératoires hypnotiques proposés.

Exercice 63 – Une consultation
Revisualise ta dernière consultation et vois comment tu pourrais la modifier afin de l'adapter au P.O.H., afin de favoriser le ressenti hypnotique, l'atmosphère hypnotique.

Exercice 64 – Le problème
Mets-toi face à un problème personnel, une difficulté ou toute autre situation dérangeante. Intègre-le au P.O.H. afin de t'en dissocier et te suggérer les solutions et la remise en mouvement.

Exercice 65 – La prochaine fois
Avec ton prochain patient, amuse-toi à l'emmener, à ta convenance, dans un P.O.H., à lui faire vivre l'atmosphère hypnotique, vois la différence pour lui et pour toi…

A ce stade du voyage, il est temps d'aller au-devant des rencontres…

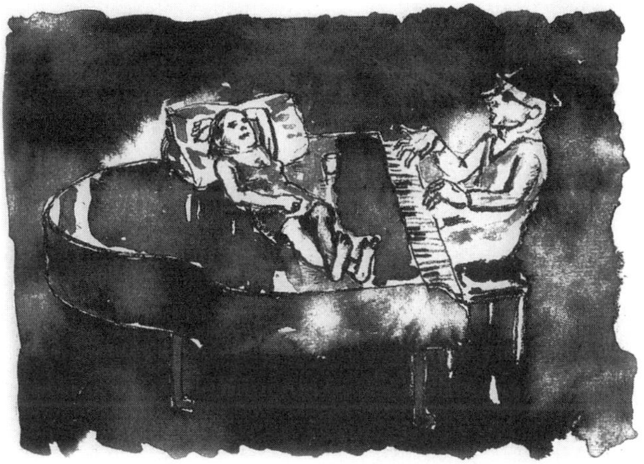

Improvise...

REMARQUES

- *Si le P.O.H. te convient, joue avec...*
- *Sinon, imagine, improvise...*
- *Le P.O.H. ne te semble pas nécessaire, fais sans...*
- *Ecoute ton ressenti...*

Qui veut changer trouve toujours une bonne raison pour changer
André Maurois

Rencontres cliniques

Faisons une étape et partageons quelques expériences cliniques, en découvrant différentes approches hypnotiques au fauteuil qui m'ont aidé à intervenir dans une ambiance sereine.

Vincent, François, Paul et les autres...

Rencontre 1 – Vincent et ses peurs

Vincent, un nouveau patient, vient consulter pour une reconstitution prothétique unitaire avec soins associés. C'est avec une appréhension certaine qu'il pénètre dans la salle d'attente – c'est notre premier rendez-vous. Pendant quelques minutes, il feuillette nerveusement quelques revues, qui semblent pour lui sans intérêt. Après environ cinq minutes, je vais chercher Vincent, en discutant un peu, celui-ci m'apprend qu'il est médecin urgentiste et, aussi bizarre que cela puisse paraître, est terrorisé à l'idée de se faire soigner les dents ! Lorsque la situation clinique l'autorise, le premier rendez-vous permet de faire connaissance, de poser le cadre. Très rapidement, Vincent me fait part de sa hantise du dentiste depuis son enfance où un praticien lui a extrait plusieurs dents dans des conditions déplorables – manque de temps, de préparation, contexte douloureux – en un mot, « que de mauvais souvenirs ». Souvenirs, qui, avec les années et les réflexions d'adulte, se sont transformés en phobies.

Après examen clinique et propositions thérapeutiques, j'informe Vincent de la possibilité d'associer l'hypnose médicale à nos interventions. Ayant connaissance de l'hypnose dans le milieu hospitalier, il se dit totalement partant pour cette association... Le « totalement partant » est un atout majeur pour moi car il est signe de volontariat.

Je propose donc à Vincent, à titre d'exercice, d'entraînement, de pratiquer une visualisation. Je lui demande de me décrire un de ses endroits préférés: sachant qu'il est « totalement partant », je lui laisse le choix des images.

La maison de ses grands-parents, à la campagne, une vieille demeure, avec une grange, un grand jardin, où il allait souvent étant enfant, semble lui convenir. Je lui suggère donc de retourner dans cette maison et de retrouver tous les plaisirs de cet environnement. Vincent est installé dans le fauteuil, en position semi-allongée, je prends place à côté de lui et tranquillement, le laisse partir...

« *Revoyez cette maison que vous aimez, le plaisir de tout revoir, les bruits, les odeurs...* ». Spontanément, il ferme les yeux, se détend et inspire profondément – je me contente de l'accompagner en insistant sur les sensations agréables de son environnement « *Vincent, tranquillement, chez les grands-parents, le bien-être de l'atmosphère de la maison que vous aimez, vous vous sentez bien dans le jardin, chaque bruit, chaque odeur, chaque contact, ressentez et profitez de chaque instant de bonheur, vous êtes bien, totalement bien...* » – 10 à 15 minutes s'écoulent et je lui demande de revenir doucement. « *Quand vous le souhaiterez, sans précipitation, vous conserverez ces agréables sensations et vous ouvrirez tranquillement les yeux en inspirant profondément...* ».

« *Je serais bien resté...* », me dit-il avant que je renoue le contact.

Cette première expérience d'état modifié de conscience termine le rendez-vous sur une note parfaitement positive, nous ne parlons même plus de dents... Nous convenons, dans la décontraction, d'un prochain rendez-vous. Je propose à Vincent, d'ici là, de refaire quotidiennement cet exercice.

Le jour venu, Vincent se présente à l'heure précise (volontariat – confiance) pour, cette fois-ci, débuter les soins. Spontanément, il me dit avoir travaillé la visualisation pour s'entraîner « *à partir plus vite* ». Je le félicite et l'invite à s'installer confortablement dans le fauteuil et à reprendre doucement contact avec la maison des grands-parents. Sur sa demande, je lui explique le déroulement de l'intervention pour laquelle j'ai prévu environ une heure – traitement endodontique d'une première molaire inférieure.

Le plateau technique étant opérationnel, la séance débute par notre exercice de visualisation pour lequel Vincent est toujours totalement volontaire. Je lui suggère, si cela lui convient, de se concentrer sur les images qui lui sont maintenant familières. Vincent me prévient par un signe de la main qu'il est chez ses grands-parents. Je reprends alors mon rôle d'odontologiste pour débuter l'intervention en prenant donc soin, selon les désirs du patient, d'expliquer l'acte opératoire. De temps en temps, je soutiens Vincent dans son ressenti hypnotique, faisant ainsi des allers et retours entre hypnose et acte opératoire et ce, sans réellement m'en rendre compte. L'intervention se déroule parfaitement bien, en particulier l'anesthésie locale que Vincent redoutait. Je n'hésite pas à ratifier le bon déroulement de l'intervention afin de maintenir l'atmosphère :

« *Tout va bien...* »

« *C'est bien...* »

« *Tout se déroule comme prévu...* »

« *C'est super, tranquillement, tout va bien...* »

Je profite des « pauses opératoires » - changement d'instrumentation, préparation des produits, temps d'action de la désinfection...pour être avec Vincent chez ses grands-parents.

L'acte opératoire se termine, je lui suggère de revenir, sans précipitation, de son voyage. « *Quand cela vous conviendra, en conservant le bien-être du séjour chez les grands-parents, doucement, en inspirant, vous laisserez vos yeux s'ouvrir, tranquillement...* ».

Vincent, en tant que médecin, est parfaitement conscient de la difficulté de l'intervention et me dit avoir assumé sans effort le temps passé (1h20 quand même !).

Je maintiens l'atmosphère en quittant le patient et en positivant les suites opératoires éventuelles. « *Si la dent chatouille un peu c'est normal, n'oubliez pas le travail avec la respiration (inspire-expire), la visualisation et vraiment, si nécessaire, un petit antalgique...* ».

En se rappelant l'état d'angoisse de Vincent lors de notre premier rendez-vous, nous sommes, tous les deux, très heureux de l'association hypnose-endodontie...

Les rendez-vous suivants, nous avons suivi le même protocole avec de nouveaux exercices afin de développer le travail en autohypnose de Vincent.

Rencontre 2 – Geneviève et son enquête

Depuis de nombreuses années, je traite Mme et M. N., parents de Geneviève, qui est aujourd'hui âgée de 50 ans : je la connais et l'ai soignée comme j'ai pu depuis environ une quinzaine d'années. Cette patiente, au demeurant très sympathique, a mentalement 10 ans et pourrait être considérée dans le langage courant comme « attardée ». Ce retard mental se manifeste par un manque d'autonomie important qui nécessite le placement dans un centre spécialisé ainsi qu'une mise sous tutelle. Son équilibre psychique fragile fait d'elle une personne infantile, sans agressivité spontanée, très attachée à son environnement familial, père, mère et frère.

Geneviève est très angoissée à l'idée de consulter le milieu médical, et en particulier le chirurgien-dentiste. Nos rendez-vous se bornent en général à réaliser un simulacre de détartrage, en présence de sa mère qui lui tient la main – notons que, par chance, Geneviève présente une dentition exempte de lésions carieuses…

Récemment, la mère de Geneviève, en l'occurrence sa tutrice, m'a fait part de la mobilité inquiétante de plusieurs dents de sa fille. Je reçois donc Geneviève et constate effectivement que l'extraction des quatre incisives inférieures est nécessaire. Dans des conditions normales, cette intervention ne pose aucun problème, mais dans le cas présent, les difficultés sont réelles. Geneviève, consciente de la situation, s'enferme dans « son monde », s'installe dans un rejet total, et comme une petite fille boudeuse, se transforme en statue sur le fauteuil, devenant agressive si je force sa porte… La possibilité d'utiliser l'hypnose médicale pour débloquer cet engrenage de négativité absolue, me semble judicieux. Je connais bien Geneviève, nous nous tutoyons, elle a confiance en moi, mais cette confiance est occultée par sa peur phobique de l'intervention. Lors de ce rendez-vous, Geneviève, en faisant, sans le savoir, une régression en âge, utilise, pour me parler, un surnom qu'elle m'avait donné, il y a quelques années – Colombo – et me dit :

« *Je ne veux pas que Colombo touche à mes dents, j'aime bien Colombo, mais je ne veux pas qu'il me fasse mal...* »
Cette réflexion m'oriente spontanément vers la possibilité de travailler sur une métaphore avec Geneviève.
Je lui propose d'accompagner Colombo pour une de ses enquêtes. En m'identifiant à ce personnage, je lui demande :
« *Colombo voudrait savoir dans quel endroit tu aimerais aller.* »
« *Près du Lac Léman* », me dit-elle.
« *Si cela te convient, nous partons maintenant... Colombo t'emmène pour une enquête...* »
Pour l'ancrage et pour la confiance, je me permets de poser délicatement ma main sur son bras (kinesthésie) et nous partons pour une enquête de vol de bijoux près du lac Léman. Elle pourra s'y baigner, comme elle faisait avant, revoir les bords du lac avec les cygnes et tous les endroits qu'elle apprécie.
« *Nous marchons sur le bord du lac, vois les cygnes, entends le vent dans les arbres, ressens la chaleur du soleil, et quand tu le voudras, tu pourras tremper les pieds dans l'eau, pendant que Colombo étudie le dossier, profite de ces moments...* ». J'aide ce premier voyage en lui demandant de fixer son attention sur un cadre représentant une rivière – peu à peu, elle se détend et ferme les yeux... Je me tais et la laisse se promener.
« *Voilà, c'est bien, le lac, les endroits que tu connais, profite...* ». Au bout de 10 minutes environ, je lui propose de revenir avec Colombo sur Paris, doucement à son rythme.
« *Alors, cette enquête avec Colombo ?* »
« *C'est bien, je me suis même baignée !* »
Je suggère à Geneviève de refaire ce voyage dès qu'elle en aura envie, chez elle, avant le prochain rendez-vous avec Colombo. Cet exercice s'est fait, au début, en présence de sa mère, qui s'est retirée discrètement à mi-parcours. Nous prévoyons donc un rendez-vous la semaine suivante.

Au jour dit, Geneviève vient avec sa mère, s'assoit un court instant dans la salle d'attente : détail encourageant, elle me dit « *Bonjour Colombo...* ». Tout étant prêt, Colombo vient la chercher en demandant à sa mère de rester dans la salle d'attente, cela sera mieux pour le déroulement de l'enquête : cet épisode se passe sans souci.

Je propose à Geneviève de s'installer confortablement en posant affectueusement ma main sur son épaule. Je prends soin de parler de tout sauf de ses dents et lui annonce qu'un voyage au bord du lac est prévu avec Colombo pour avancer notre enquête. Très rapidement, elle se prête au départ et je décide donc de commencer l'intervention en accompagnant de près Geneviève, en étant plus Colombo que chirurgien-dentiste…

Malgré quelques réticences, négligeables comparées à celles qu'offrait la « Geneviève sans Colombo », nous réussissons à extraire les quatre dents, mon discours étant centré uniquement sur l'enquête et associé à des mots rassurants.

« *Tout se passe bien, l'enquête avance…* »
« *Tout va pour le mieux, Colombo surveille…* »
« *Tu peux profiter du lac, Colombo s'occupe de tout, tout va bien…* »
Geneviève, tranquille, les yeux fermés, n'oppose aucune résistance à l'acte opératoire, qui, tranquillement, se termine. Je reste quelques instants encore avec Geneviève, au bord du lac pour terminer l'enquête (nous devons retrouver les bijoux…), puis, en lui demandant d'inspirer profondément, je lui suggère de revenir avec Colombo sur Paris, avec les bijoux !

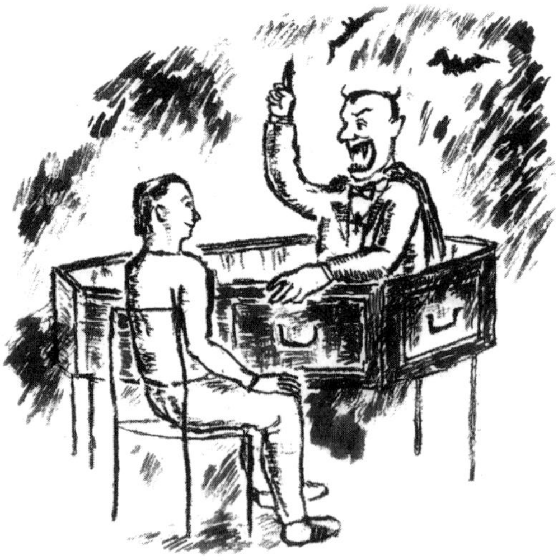

Quelle histoire !

En permettant cette intervention, Geneviève a fait preuve d'un réel ressenti hypnotique, sans doute parce qu'elle a confiance (en Colombo...), et qu'elle s'est entraînée à visualiser, malgré un contexte mental défavorisé, qui n'a pas entravé la communication. Le monde infantile dans lequel Geneviève évolue a sans aucun doute facilité la rencontre avec l'imaginaire, ne cherchons pas à comprendre, c'est tant mieux pour tout le monde.

Rencontre 3 – François, le patient nauséeux

Je connais François depuis environ une dizaine d'années et nous avons toujours eu de réelles difficultés pour mener à bien nos soins, en particulier lorsque des empreintes sont au programme... Ma rencontre avec l'hypnose médicale a été une aide certaine pour améliorer l'ambiance avec François. Je l'écoute et l'entends depuis de nombreuses années.
« *Avec le miroir, j'ai envie de vomir...* »
« *J'ai l'impression d'étouffer...* »
« *J'arrive pas à avaler ma salive...* »
« *Aujourd'hui, j'ai la boule dans la gorge...* »
« *Rien que de penser à ces empreintes...* »
« *Impossible...* »
« *Il ne faut pas toucher ma langue...* »
Et nous pourrions en rajouter ! Du réflexe nauséeux, en passant par l'inquiétude, l'anxiété voire l'angoisse pouvant aller jusqu'au rejet physique de ma main et du porte-empreinte, François s'exprime verbalement et non verbalement pour retarder, détourner et empêcher tout intervention qu'il considère, par principe, comme totalement invasive. Jusqu'à maintenant, nous avions trouvé des compromis, par définition, non satisfaisants – prémédications abusives, interventions repoussées, évitées, ou mal conduites, séances sous tension, perte de temps... François demeure dans ses blocages et moi dans mes insistances, nous avons tous deux besoin de mouvement... J'ai donc, sans lui dire ni pourquoi, ni comment, proposé à François de voyager, de voir des paysages inconnus pour découvrir de nouvelles sensations.

« *François, comment pourrais-tu me décrire ce que tu ressens lorsque je fais une empreinte ?* »

« *J'ai l'impression de ne plus pouvoir avaler, que je vais m'étouffer, comme s'il y avait un barrage au fond de ma gorge, j'étouffe, je manque d'air…* »

Avec mon écoute hypnotique, je retiens deux mots qui me semblent déterminants – étouffer et barrage – deux mots qui reflètent l'immobilisme et qui peuvent nous aider à faire le premier pas de notre voyage. Je suggère à François de consacrer une séance à préparer notre voyage, le contexte thérapeutique le permettant – pas de situation d'urgence.

Je lui propose de s'installer confortablement et de se concentrer sur sa respiration, en inspirant et en expirant, sans précipitation, en prêtant attention à chaque moment de sa respiration afin de ressentir la fluidité de l'air inspiré et la légèreté de l'air expiré en toute liberté…

Je le conforte dans ces sensations en l'assurant de mon accompagnement, nous sommes tous les deux totalement avec notre respiration, fluide, légère, dans le mouvement de l'air inspiré, expiré… Concentrés sur notre respiration, j'invite François, quand il le souhaitera, à fermer les yeux.

« *C'est déjà fait…* », me dit-il avec tranquillité. Tranquillement, maintenant les yeux fermés, je suggère à François de faire comme s'il était une rivière, de ressentir la fraîcheur, la fluidité, la clarté, la vitesse de l'eau, d'entendre le bruit des cailloux qu'il emporte en se faufilant entre les obstacles, respirant la liberté, la légèreté… Ressentir la puissance d'une masse d'eau retenue par un barrage, cette force qui s'échappe par un passage de sécurité pour retrouver le calme et la sérénité d'un paysage de tranquillité où l'eau s'écoule avec plaisir, avec bien-être en inspirant, expirant…

Connaissant son volontariat et son sérieux, j'incite François à retravailler cet exercice tous les jours avant notre prochain rendez-vous où je lui promets de l'accompagner pour retrouver les sensations de légèreté, de puissance, de fluidité, de calme et de sérénité.

Avec cette approche de ressenti hypnotique, nous avons atteint un degré de perceptude, de réceptivité suffisant pour assumer nos démarches thérapeutiques avec plus de facilité, et en particulier les empreintes. La visualisation a permis à François de concrétiser une sensation de mouvement pour éloigner l'immobilisme qui le handicapait, sans oublier le renfort de la respiration. L'entraînement a été, bien évidemment, indispensable et, depuis,

François travaille régulièrement en autohypnose avec d'autres exercices pour progresser vers une certaine façon de vivre…

Rencontre 4 – Martine qui « respire la négation »

Martine vit dans la négativité permanente, effrayée par la positivité ; cette façon de vivre est devenue naturelle. Nos échanges sont la plupart du temps peu enthousiastes et, en tant que praticien, je me suis adapté à son comportement aussi, les soins sont toujours empreints de morosité, en particulier, le post-opératoire : Martine téléphone très souvent le lendemain de notre rendez-vous pour me faire part de sa joie de vivre !
« Je le savais, cela ne va pas du tout et, parti comme c'est, ça va continuer… c'était mieux avant ! »

Ma rencontre avec l'hypnose médicale a induit un total changement d'attitude thérapeutique et relationnelle avec Martine.
Le travail, la santé, la vie familiale, les relations, l'environnement et plus encore, tout pose problème pour Martine ; l'idée du travail systématique avec la contre-image associé à l'humour m'a semblé une solution pour suggérer un pas vers la positivité. Martine peut attaquer ainsi !

Martine : « *Aujourd'hui, rien ne va aller, en plus des dents, j'ai mal au dos et il y a une fuite d'eau chez moi…* »
Moi : « *Ce n'est pas un problème, ce sera sans doute pire demain…* »

Martine : « *De toutes façons, cela fait 60 ans que cela va mal, alors je suis habituée…* »
Moi : « *C'est sympa, comme cela, il n'y a pas de surprise !* »

Martine : « *Ma mère ne voulait pas de moi…* »
Moi : « *Et la grand-mère ?* »

Martine : « *Cela ne sert à rien de me soigner les dents, pour le temps qu'il me reste…* »

Moi : « *Super, c'est cool, je suis tranquille, je ne me pose pas de questions, je fais le minimum pour le temps qu'il reste !...* »

Ce genre de dialogue est quasiment systématique avec Martine qui a toujours en réserve, un « petit quelque chose » qui ne va pas ou qui se sent indispensable et rejetée (!) partout et par tous…
Martine : « *Il faut que je m'occupe de ma mère, de ma sœur, de ma nièce, des collègues… En plus, tout ce que je fais, c'est jamais bien…* »
Moi : « *Et si vous étiez morte, que feraient-ils ? Ce serait bien pour maman qui ne voulait pas de vous…vous pourriez, ici et maintenant, faire comme si vous étiez morte ?...* »
Martine écoute étonnée, sans être évidemment d'accord, mais l'humour, cette proposition surprenante et le travail sur la respiration vont aider la patiente à se recentrer sur elle-même. Je suggère également à Martine quelques exercices de concentration et d'absorption visuelle pour susciter un certain lâcher-prise, une envie de voir les choses autrement, une envie de mouvement…
Voyant qu'elle n'est pas indifférente à notre travail, je lui propose (en plus) un laisser venir de « tout ce qui ne va pas », pour ensuite mieux l'éloigner, mieux le maitriser en utilisant l'énergie de la négativité (esprit martial…).
Beaucoup de suggestions, de la confusion pour déstabiliser l'immobilisme de Martine !

« *Martine, vous pourriez, maintenant que vous êtes confortablement installée, laisser venir à vous tous vos problèmes, leur ouvrir la porte, les mettre dans une grande caisse. Voilà, quand cela vous conviendra, en inspirant et expirant tranquillement, fermez les yeux et laissez venir…voyez comme ils s'entassent dans la grande caisse… Laissez leur le temps, voilà, tout va bien, tout prend sa place et, maintenant, voyez cet énorme ballon qui va emporter la caisse dans les airs, regardez comme elle s'élève dans le ciel, avec « tout ce qui ne va pas » qui s'éloigne…prenez plaisir à voir cette caisse si lourde et si légère qui s'envole, inspirez-expirez, elle s'élève…disparaît…loin…* »
Martine se prête au jeu, ne cherchons pas à savoir à quoi elle pense, elle fait son chemin…après quelques instants, je propose à Martine, en inspirant profondément, de laisser la caisse disparaître et de s'étirer sur le fauteuil, sans précipitation, en ouvrant les yeux.

Martine est déstabilisée par l'exercice, et semble (surprise !) le considérer comme une « touche » de positivité... « *C'est amusant, ce serait bien de pouvoir faire comme ça, cela semble facile...* ».

Pour que ce soit facile, je lui suggère de refaire ce travail chez elle et cela va devenir facile. Je prends soin également d'utiliser un vocabulaire rassurant, d'insister sur les suggestions post-hypnotiques positives afin de soutenir Martine pour qu'elle progresse dans le ressenti, quand elle le souhaitera...

« *Tout ira bien, cela s'est bien passé, laissons tout se remettre en bon ordre...* »

« *Quand cela vous conviendra, nous continuerons les soins, toujours avec plaisir...* »

« *Laissons maintenant faire votre organisme, faisons-lui confiance, il s'occupe de tout...* »

Avec Martine, pas de problème technique pour assurer les soins, aussi nous travaillons en priorité sur la positivité (personnelle et relationnelle) pour susciter le besoin et le plaisir de changer d'attitude. Martine est en bonne voie mais il faut laisser le temps au temps pour chasser 60 ans de démons ! Nous dépassons sensiblement notre domaine odontologique, mais si nous avons plaisir à agir ainsi et si nous nous en sentons capables, n'hésitons pas, car cette démarche est indispensable pour induire le mouvement... Les bénéfices s'en feront nécessairement sentir dans notre domaine thérapeutique et, sans aucun doute, dans la nouvelle façon de vivre de Martine.

Rencontre 5 – Valérie, dans le contrôle

Cette patiente vient consulter après avoir « expérimenté » plusieurs confrères. Apparemment, elle ne semble pas satisfaite, les soins réalisés se sont révélés sans succès face une infection sur deux molaires. Lors de notre premier rendez-vous, sachant qu'il ne s'agit pas d'une situation d'urgence, j'écoute les demandes de la patiente, la questionne sur son parcours dentaire et lui explique les possibilités thérapeutiques éventuelles. Au cours de notre entretien, Valérie veut tout contrôler, tout expliquer, tout savoir. Elle me dit avoir une peur phobique des dentistes (elle en a quand même consulté plusieurs !) et aucune confiance dans les produits utilisés, considérant qu'ils sont une agression pour son organisme.

Devant cette réticence, intervenir lors de ce premier rendez-vous ne serait pas bénéfique : tenter de conditionner positivement la patiente me parait préférable. Contrairement à mon habitude, je l'informe qu'un travail avec l'hypnose est possible pour accompagner l'intervention et que ce rendez-vous peut être consacré à un premier entraînement. Elle ne rejette pas la proposition considérant qu'il s'agit d'une technique « naturelle », qui ne portera pas préjudice à son organisme – c'est une sorte de volontariat. Nous décidons donc de faire une séance. La patiente étant dans le contrôle permanent, je lui propose l'exercice de « vider la tête ». Quand cela lui conviendra, je l'incite à laisser sa tête se vider de toutes pensées, de les laisser s'écouler dans le corps jusqu'aux pieds, de les faire sortir par les pieds, de les chasser physiquement en donnant un coup de pied, de les piétiner.
« *Installez-vous confortablement, voilà et quand cela vous conviendra, vous fermerez les yeux, tranquillement, sans précipitation, vos yeux se ferment… Confortablement installée, en inspirant-expirant, vous vous concentrez sur votre respiration et au rythme de votre respiration, voyez vos pensées, vos interrogations, vos pourquoi, vos comment qui, doucement, sortent de votre tête, avec chaque inspiration toutes les pensées se rassemblent, avec chaque expiration, elles s'éloignent de votre tête et s'écoulent comme une rivière vers vos pieds, doucement, sans précipitation…inspire-expire, tout s'écoule… Voyez la rivière qui s'écoule et qui va se jeter dans l'océan où toutes les pensées, les interrogations, les pourquoi, les comment s'évanouissent dans l'immensité de l'océan, elles disparaissent, tranquillement avec chaque expiration* ».

Valérie semble adhérer à l'exercice et laisse exprimer un certain lâcher-prise – son corps se détend – elle donne l'impression de ne plus être dans le contrôle. Je profite de ce contexte pour ratifier le départ de ses pensées, facilité par son corps détendu.

J'ai pris soin, avant de débuter l'exercice, de poser le cadre en éloignant toute instrumentation, en évitant un éclairage intensif, en laissant un très léger fond musical dit « relaxant » et en m'installant très discrètement à côté et légèrement en retrait par rapport au fauteuil. Cette mise en scène pour minimiser le contrôle habituel et obsessionnel de Valérie sur son environnement.

Après quelques minutes, je suggère à Valérie, en inspirant profondément et en conservant les sensations ressenties, de revenir doucement en ouvrant les yeux, en conservant la détente, la légèreté... Valérie bouge souplement sur le fauteuil, se frotte les yeux et me dit s'être reposée.
« *Nous n'avons pas soigné mes dents !* ». Je me permets de lui répondre : « *Je crois que si...* ».

Devant ce bien-être ressenti, je conseille à Valérie de refaire cet exercice chez elle, chaque jour avant notre prochain rendez-vous – elle semble partante pour l'expérience.

Valérie arrive à l'heure précise à son rendez-vous et me dit avoir travaillé chaque jour à se « vider la tête ». Je la félicite et l'invite à s'installer confortablement et, tout en finissant d'organiser mon plateau technique, lui propose de refaire l'exercice. Valérie ferme les yeux, fait ce qu'elle veut, je me contente de renforcer les images de détente, de lâcher-prise et débute sans précipitation l'intervention.
« *Tranquillement, laissons aller la détente, la légèreté, tous nos gestes sont fluides, tout se passe sans contrainte...* »

L'intervention dure 50 minutes environ – légère anesthésie locale, traitement radiculaire et désinfection d'une molaire inférieure. L'intervention terminée, en insistant sur les bienfaits de notre travail, je demande à Valérie de se concentrer sur sa respiration pour quitter doucement l'acte opératoire. La patiente m'avoue ne pas avoir entendu tous mes commentaires, étant parfois trop absorbée par l'exercice... Tant mieux !
L'intervention s'est effectivement bien déroulée, je suggère à Valérie de continuer à travailler avec le même exercice – lâcher-prise et respiration. Le comportement de Valérie est majoritairement positif comparé au discours qu'elle tenait lors de notre premier rendez-vous, elle se place de plus en plus aisément dans le lâcher-prise, c'est encourageant et m'incite à poursuivre avec elle l'expérience de « l'hypnose-intervention ».

Rencontre 6 – Éric, le petit samouraï

Éric est un petit garçon de 10 ans, pas du tout effrayé par l'environnement du cabinet dentaire où il vient seul, sans sa maman, en « petit costaud », en « petit samouraï ».

Est-ce une assurance factice, une façon de se motiver, en tous cas, c'est efficace et ce, sans notre aide. Le seul problème est qu'Éric ne tient pas en place et qu'au bout de trois minutes, il en a assez et s'en va… Quel que soit l'acte opératoire, trois minutes, c'est un peu court ! N'ayant pas le souci de gérer la peur ou toute autre réticence, je décide d'avoir recours à la métaphore pour maintenir Éric sur le fauteuil. Je lui demande simplement où il aime se promener.

« *En forêt, là où il y a des sapins* » me dit-il.

« *Moi aussi, j'aime bien, cela me rappelle une histoire, si tu veux, je te la raconte pendant que je m'occupe de ta dent.* »

« *Je veux bien* » dit-il.

Je lui raconte l'histoire du petit garçon qui habite dans une forêt de sapins, dans une maison en bois, qui connaît tous les animaux et qui apprivoise les écureuils (Éric aime beaucoup les animaux…). Les écureuils se bagarrent avec des pommes de pin, le petit garçon leur a donné à tous un nom, les nourrit avec du pain et des croûtes de fromage…toute une histoire que je prolonge pour aider Éric à se dissocier du temps de l'intervention. Plusieurs dents sont soignées, environ 30 minutes de travail, c'est inespéré avec Éric! En terminant la séance, je continue mon histoire, le petit garçon rentre chez lui, les écureuils reviendront bientôt pour de nouvelles aventures, sans doute pour notre prochain rendez-vous.

Notre petit Éric, comme tous les enfants, se projette aisément dans l'imaginaire, dans l'aventure, dans l'extraordinaire. L'histoire du petit garçon auquel il s'est identifié, l'a accompagné pendant l'intervention et a induit calme et dissociation du temps, lui permettant ainsi de faire « inconsciemment » preuve de patience. Éric était sans doute dans une transe légère, mais quelle importance, ce qui compte, c'est le succès de l'acte opératoire. Même si un tel protocole opératoire, mêlant acte clinique et hypnose demande une certaine énergie, il se produit, comme toujours, un effet boomerang, sachant qu'étant soi-même dans le ressenti hypnotique, la récupération et la régénération énergétiques se font spontanément – le plaisir de travailler dans de telles conditions est réel.

Rencontre 7 – Yvane, rien ne va plus !

Cette patiente consulte depuis environ deux ans. Adressée par l'une de ses amies, elle nécessite une réhabilitation prothétique complexe mais, après des expériences infructueuses avec d'autres praticiens, elle est dans un manque de confiance totale. Yvane est atteinte d'une pathologie neurodégénérative, qui est à l'origine d'une dégénérescence musculaire rendant tout mouvement difficile. Cette pathologie l'a obligée à quitter son emploi et favorise un état dépressif permanent.

Nous avons progressé en ce qui concerne le plan de traitement en réalisant des prothèses provisoires mais, à ce stade, la patiente s'enferme dans une situation de rejet, rejet de la relation patient-praticien, de son environnement et de l'équipe hospitalière qui l'accompagne dans sa pathologie.
« *J'embête tout le monde, je préfère ne pas continuer...* »
« *Je suis agressée de tous les côtés, personne ne me laisse tranquille...* »
Ces phrases reviennent très souvent au cours de nos échanges. Avec beaucoup de prudence, je lui propose de travailler avec des exercices, faire des expériences pour que nous puissions continuer nos soins avec tranquillité.
« *Encore des traitements* » me dit-elle.
J'insiste sur l'absence de médication, l'absence d'effets secondaires et sur la nécessité d'un travail personnel non contraignant et plaisant. La patiente n'est pas partante et reste dans une certaine négativité.

Lors du rendez-vous suivant, je décide de ne pas continuer les soins et lui suggère malgré sa réticence, et en tenant compte d'un certain volontariat (elle vient régulièrement à ses rendez-vous...), de travailler avec l'exercice « Aller dans le silence » - l'objectif étant d'installer chez Yvane un climat d'induction hypnotique.
La salle d'attente est libre, je l'invite à s'installer confortablement dans le fauteuil (qu'elle a choisi) et à travailler avec « aller dans le silence »... Je lui propose de nous entourer de silence, d'éloigner tous les bruits extérieurs, d'écouter le silence de nos corps et de fermer doucement les yeux pour s'imprégner de ce silence... Je maintiens ce discours pendant une quinzaine de minutes en prenant soin de parler de moins en moins pour finir par me taire, pour laisser faire...
Je constate qu'Yvane a rouvert les yeux, manifeste une certaine agitation,

bouge les jambes, se recale dans le fauteuil, se racle la gorge, aussi je lui demande d'inspirer profondément et de me faire part quand elle le souhaitera de ses sensations.
« *C'est de l'hypnose ?* » me dit-elle un peu agacée. Je lui réponds tranquillement « *Si vous voulez…* ». « *Vous avez vu, vous avez pas réussi…* » me dit-elle avec un petit sourire (je ne l'ai pas vue souvent sourire !).

J'insiste discrètement sur l'intérêt de refaire cet exercice chez elle en lui proposant de ne pas attendre de résultat, mais de le faire tout simplement. « *Je ne sais pas si je reviendrai, j'embête tout le monde* » me dit-elle en signe d'au revoir. Je la raccompagne en la remerciant pour sa coopération. Deux jours après, Yvane téléphone et confirme son prochain rendez-vous – c'est peut être bon signe, rien de plus.

Yvane vient comme convenu à son rendez-vous et me dit ne pas avoir porté sa prothèse provisoire qui la gêne énormément. Quand elle la porte, elle ne peut pas parler, ne peut pas manger, quant à l'exercice, elle n'y arrive pas. En un mot, rien ne va !
Je l'invite à s'installer dans le fauteuil du cabinet dentaire et me propose de faire ce qu'il faut pour qu'elle puisse parler et manger avec sa prothèse. En effectuant quelques retouches, je prends soin de ne pas lui parler de l'exercice mais lui demande tout simplement :

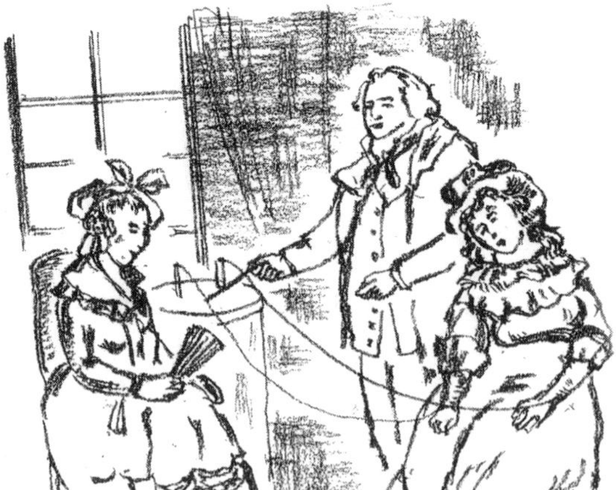

Bouge…

« *Que pensez-vous qu'il faudrait pour que ça aille mieux ?* »
« *Que je sois morte* » me dit-elle avec fébrilité.
« *C'est pour quand, ce serait bien, plus de problème de prothèse...* » lui répondis-je avec un petit sourire.
« *Pourquoi vous me dites ça, faut pas me parler ainsi...* » s'étonne-t-elle. « *Je disais cela comme ça, si nous pouvions arranger la prothèse, et puis faudrait peut-être que j'essaie de refaire l'exercice, nous pourrions le refaire maintenant...* » ajoute-t-elle avant que je n'aie pu répondre.

Nous avons donc refait l'exercice « Aller dans le silence » avec un ressenti plus favorable pour Yvane, qui m'a promis de retravailler chez elle, car elle a l'impression que cela la repose...

Après l'exercice, je pratique encore quelques retouches sur la prothèse en félicitant une nouvelle fois Yvane pour ses efforts et ses résolutions.
Au cours des rendez-vous suivants, nous avons travaillé d'autres exercices en insistant sur la respiration, la détente, la tranquillité, je l'ai également accompagnée sur le chemin de l'humour. La relation patient-praticien s'est améliorée, le plan de traitement a progressé et Yvane renoue peu à peu avec son environnement et embête moins le monde ! – elle n'a sans doute plus envie de mourir ! Nous continuons à travailler, laissons le temps au temps...

Rencontre 8 – Paul, Monsieur je-sais-tout

Je traite ce patient depuis environ vingt ans. Ancien cadre supérieur, récemment retraité, Paul est très imbu de sa personne et atteint d'une logorrhée que nous qualifierons de « tout-venant », si je quitte la pièce, il continue de parler seul, peut-être pour affirmer sa présence, son existence...peu importe. Le jeu pourrait être de lui parler d'un domaine inconnu, pas possible, il connaît tout ! La chirurgie dentaire, bien évidemment, mais là n'est pas le problème, par contre, Paul est régulièrement pris de peur panique lorsqu'il est sur le fauteuil en positon semi-allongée ; c'est le moment où sa hernie hiatale l'empêche de respirer, il risque, comme il me dit à chaque fois, « *d'y passer* ».
Si je fais comme il veut (je n'ai pas envie !), il n'est bien qu'en position assise,

la mienne devient alors très inconfortable, avec la configuration des équipements actuels ; je lui ai fait part à plusieurs reprises de cette pénibilité de travail, mais étant donné le grand intérêt qu'il porte à sa personne, Paul ne prête aucune attention à mes remarques. Quelques prémédications nous aident à trouver un léger compromis – position assise semi-allongée!!

Ma rencontre avec l'hypnose m'a décidé, voilà une dizaine d'années à changer d'attitude avec Paul et « à reprendre la main » en dépit de nos habitudes et de nos réticences bien établies.

En prenant soin de ne pas évoquer le terme d'hypnose, je lui ai proposé lors d'un rendez-vous de faire une expérience qui pourrait nous aider dans notre travail et lui rendre les séances plus confortables. Je lui suggère comme induction-dissociation de travailler avec l'exercice « tout donner au fauteuil ».

Je l'invite à s'installer tranquillement sur le fauteuil que je place en position semi-allongée (sa préférée !!) et lui demande sans précipitation, en fermant les yeux, de donner toutes ses sensations au fauteuil, toutes ses réflexions, toutes ses interrogations, de se laisser aller, le fauteuil s'occupe de tout… J'accompagne Paul en insérant des mots rassurants dans mon discours – tranquillement, confiance, bien-être, plaisir…l'objectif étant de le dissocier de son problème de hernie hiatale, de le dissocier de sa personne, de centrer son attention sur un autre intervenant, en l'occurrence le fauteuil. Paul rentre dans l'exercice pendant que j'incline un peu plus le fauteuil, tout en ratifiant le travail du fauteuil et l'ambiance rassurante…

« Donne ta confiance au fauteuil, en inspirant-expirant, tout se passe bien, parfaitement bien, en toute sécurité… »

Le patient se maintient dans une position semi-allongée « marquée » (c'est encourageant) bien que sa logorrhée reprenne de temps en temps le dessus : *« Combien de temps cela va durer, je suis complètement allongé, je me croirais dans une fusée, je ne peux pas monter dans une fusée… »*. Je laisse un peu de place à Paul dans cet exercice et ne contrecarre pas ses appréciations, je me contente de rester dans le climat rassurant.

« Paul, tout va bien, de mieux en mieux, respirons tranquillement, le fauteuil s'occupe de tout… ». Je ne suis pas intervenu cliniquement pendant ce rendez-vous mais j'ai suggéré à Paul de refaire l'exercice « Tout donner au fauteuil » le plus souvent possible avant le prochain rendez-vous.

En fin d'exercice, avant de remonter le fauteuil, je propose à Paul d'inspirer tranquillement et profondément mais aussi de bouger sur le fauteuil pour reprendre possession de son corps, de ses sensations et de laisser le fauteuil se reposer… Il est déjà dans les questions, les analyses, les explications, mais également dans le doute (surprise !).
« *C'est curieux, je ne connaissais pas, je vais refaire cet exercice, faut que je comprenne ce qu'il se passe…* » me dit-il, étonné.
Je lui réponds avec une suggestion post-hypnotique :
« *Si cela te fait plaisir, refais l'exercice et profites-en pour te reposer, le fauteuil fait tout…* »
Pendant les rendez-vous suivants, nous avons refait le même exercice, Paul supporte maintenant beaucoup mieux la position semi-allongée et sa hernie hiatale. La logorrhée est toujours d'actualité, peu importe ce peut être un avantage pour faciliter la dissociation…

Cet exercice du fauteuil a déclenché chez Paul le mouvement, a induit inconsciemment une envie de changement, c'est lui qui a fait tout le travail ; en tant que praticien hypnoconscient, je n'ai été que l'interrupteur. Il s'est pris au jeu, m'a permis de reprendre discrètement la main pour améliorer notre relation thérapeutique.

Rencontre 9 – Colette, phobique du matériel

Je soigne Colette depuis environ une quinzaine d'années avec beaucoup de difficultés car elle souffre d'une réelle et intense aversion pour tout le matériel qui nous entoure et dont nous avons bien évidemment besoin. Jusqu'à ce que je devienne « hypnodépendant », je ne pouvais intervenir qu'au prix de discussions éprouvantes, de prémédications conséquentes (anxiolytiques, antidépresseurs…), le tout dans une atmosphère très tendue, à la limite de l'implosion. J'ai modifié cette ambiance, il y a une dizaine d'années en faisant travailler Colette avec l'hypnose médicale sans l'avoir informée, dans un premier temps, de cette initiative.
L'anamnèse m'a permis d'avoir quelques informations :

- Quand elle était petite, Colette me rapporte une séance chez le dentiste de famille. Le dentiste dérape avec sa fraise, lui blesse la joue et la langue, il continue alors l'intervention, sans se soucier des pleurs et des cris de Colette.

- Plus grande, et toujours soignée par le dentiste de famille, lors d'une consultation, il se produit un court-circuit. « *Le matériel a sauté, j'ai failli être électrocutée… je m'en souviendrai toujours, qu'est-ce que j'ai eu peur !* »

Avec ces deux anecdotes, nous avons assez d'éléments pour comprendre le peu d'enthousiasme de Colette en présence du matériel, elle reste bloquée dans un espace de terreur depuis cette époque.

Alors, comment négocier cette situation avec l'hypnose, pour améliorer ce ressenti et la relation thérapeutique ? J'ai tout d'abord demandé à Colette comment elle voyait et comment elle pourrait représenter le matériel mais aussi ce qu'elle aimerait changer dans cette appréciation :

« *Je les vois comme une armée d'ennemis prête à m'agresser… Je n'ai absolument pas confiance, ils ne m'annoncent rien de bon…* »

« *S'ils pouvaient être mes amis, ce serait bien, je fermerais les yeux, ils s'occuperaient de moi en toute sécurité…* »

Colette est déjà, sans le savoir, dans le mouvement en allant d'ennemis à amis, elle sait ce qu'il faut faire pour modifier le contexte, elle est déjà dissociée de sa frayeur.

Avec un premier exercice, je lui ai suggéré d'imaginer que tous les instruments sont des amis qu'elle reçoit chez elle, ce sont ses meilleurs amis qui viennent lui rendre visite dans un lieu qu'elle apprécie, pour passer une agréable journée, où le plaisir, la confiance et le bien-être sont également invités… J'ai proposé à Colette de ressentir toutes les sensations bienfaisantes de son environnement – ce qu'elle voit, ce qu'elle sent, ce qu'elle entend, ce qu'elle touche – je l'accompagne ainsi en allant dans le détail.

« *Colette, tu es avec tes amis, chez toi, entourée des meubles, des objets que tu aimes, tu leur fais partager tes bruits familiers, ressentir les odeurs que tu apprécies* ».

Colette doit maintenant refaire l'exercice chez elle et tout organiser pour recevoir ses amis. En raccompagnant Colette après ce « rendez-vous exercice », je prends soin de lui laisser le choix de notre prochaine rencontre, à elle de me faire signe, sachant que nous ne sommes pas dans l'urgence.

Environ une semaine plus tard, Colette me téléphone :

« *Ils viennent demain, ce sera une bonne journée...* ». Je fais donc en sorte de recevoir Colette « *demain, le jour de la visite de ses amis* ». Le jour du rendez-vous, j'accueille Colette dans l'atmosphère hypnotique. « *Bonjour, content de vous voir, vous êtes tous à l'heure, c'est bien...* ». Colette est déjà dedans ! « *On n'est pas trop nombreux...* » me dit-elle en souriant.

Lors de la séance de soins, comme à l'habitude, nous travaillons avec la respiration pour permettre à Colette d'affirmer sa confiance en elle, pour assurer sa présence et, bien évidemment, je l'accompagne avec ses amis, je suis avec eux. L'intervention (dépulpation d'une prémolaire supérieure sous anesthésie locale) s'est déroulée sans discussion éprouvante, sans prémédication et dans la tranquillité.

Pendant les rendez-vous suivants, l'atmosphère hypnotique s'est amplifiée, nous continuons à travailler avec la respiration et j'accompagne de moins en moins Colette avec ses amis, elle est avec eux, elle n'a plus besoin de moi...

Je me suis autorisé à parler « hypnose médicale » avec Colette pour ratifier son ressenti et affirmer son envie de voyage en persévérant avec l'autohypnose et en lui donnant la possibilité de s'entraîner avec d'autres exercices ou de s'en inventer d'autres.

L'association entre la visualisation, la respiration et le volontariat de Colette a permis de redonner une dynamique à notre relation et de potentialiser l'atmosphère hypnotique.

Rencontre 10 – Patrick, je veux savoir...

Patrick est un de mes patients qui veut tout savoir – pourquoi j'ai ça, comment cela va se passer, c'est peut-être grave (via internet...), est-ce que les soins vont être suffisants, et si cela ne marche pas, on m'a dit que, il faut que je me renseigne – en un mot, beaucoup de pourquoi, de comment et d'incertitudes. L'attitude de Patrick crée très souvent de la négativité dans notre relation thérapeutique en induisant chez lui consciemment ou inconsciemment (?) l'échec de l'intervention.

Mon approche hypnotique m'incite avec Patrick à ne pas chercher le pourquoi d'un tel comportement mais plutôt à utiliser son attitude pour satisfaire ses interrogations et ses demandes. Patrick étant totalement dans les pourquoi et les comment, est déjà, sans le savoir, dans une certaine dissociation, qu'il me faut simplement exploiter efficacement pour positiver l'ambiance.

Pendant les séances de soins, je donne à Patrick le maximum d'informations sur le diagnostic, sur le traitement et détaille chaque geste, chaque étape de l'intervention en prenant soin de tout expliquer afin de laisser le moins possible de place aux pourquoi et aux comment. Je décris, tout en utilisant un vocabulaire accessible et rassurant où je glisse volontairement quelques éléments médicaux plus affinés.
« *Patrick, aujourd'hui, nous allons reconstituer la molaire que nous avons dévitalisée la séance dernière. La dernière fois, nous avons assuré les fondations. Aujourd'hui, nous allons finaliser la maison. Nous allons utiliser une résine blanche – qu'est-ce qu'il ne faut pas faire pour être beau !* (un peu d'humour…) – *après avoir réalisé une cavité adaptée pour que la maison résiste aux intempéries. Je vais prendre cette fraise, qui a une forme cylindrique pour faire des parois bien régulières…* ». Je commente l'intervention « comme si » je voulais lui enseigner la technique, la respiration et l'humour sont comme toujours des compagnons de voyage…

En travaillant ainsi avec Patrick, nous évoluons de suggestion en suggestion, de métaphore en métaphore, en étanchant ainsi la soif de savoir de Patrick et en utilisant son volontariat pour mieux voyager. Le travail avec le symptôme est une façon de percevoir le ressenti hypnotique en donnant satisfaction au patient. Patrick répond (plus ou moins, nous ne savons pas réellement…) à ses pourquoi et à ses comment, en profitant de l'atmosphère hypnotique et se prépare, sans le savoir, au travail en autohypnose que nous allons lui proposer.

J'ai suggéré, par exemple, à Patrick de prêter attention aux événements de la vie quotidienne, de les décortiquer, de les expliquer, de les voir autrement…et pourquoi pas de s'entraîner au contraire à les ignorer, à laisser faire, à recevoir sans comprendre, à observer tout simplement, tranquillement et en confiance… Je lui propose de choisir l'exercice qui lui convient le mieux ou de s'entraîner avec les deux, comme il veut…

Rencontre 11 – Hortense, les années d'avant…

Hortense est ma patiente la plus âgée, 101 ans. Elle vient seule consulter, toujours élégante, habillée comme si elle avait 30 ans de moins, coiffée avec goût et maquillée juste un peu pour laisser la place au naturel. Nous nous voyons pour des interventions relativement invasives – plusieurs extractions – et pour la réalisation de prothèses adjointes partielle et totale.
« Je voudrais pouvoir manger correctement et que cela ne se voie pas, je ne suis pas pressée mais il faut que ce soit bien… »

Hortense est volontaire, sait ce qu'elle veut, a le sourire, est attentive à tout, ne s'occupe pas du temps (on n'est pas pressée à 101 ans… !) et veut manger de tout… Avec Hortense, j'ai comme l'impression que c'est elle qui a installé l'atmosphère hypnotique.
« Avec tout ce que j'ai vu, le dentiste, c'est de la rigolade… »
Dans un tel contexte, je n'ai qu'à me contenter (!) de maintenir « son atmosphère » et de faire mon travail du mieux possible pour lui apporter satisfaction. Pendant l'intervention, c'est Hortense qui me raconte des histoires toutes plus passionnantes les unes que les autres, que demander de plus…

Je prête cependant particulièrement attention à son installation dans le fauteuil en veillant à lui procurer le meilleur confort – les personnes âgées sont sensibles au ressenti, savent souvent se contenter de peu, alors autant faire le maximum.
Je n'oublie pas mon atmosphère hypnotique malgré la bienveillance d'Hortense et je sollicite plus spécifiquement parmi les cinq sens, le toucher. Il m'arrive, quand je le sens, de poser discrètement ma main sur son épaule ou sur son avant-bras et ce, pour accompagner un geste opératoire peut-être plus agressif – là encore, les « très grands » sont particulièrement sensibles au contact rassurant, à l'échange de ressenti, de confiance. Lorsqu'elle ne le fait pas, j'incite Hortense à me raconter des histoires de sa vie, c'est une dissociation idéale, souvent il faut que je l'arrête ! Elle me précède dans le voyage hypnotique, quel plaisir, profitons et laissons faire, le reste peut attendre…

Avec Hortense, les interventions se déroulent avec sérénité, son humour est omniprésent, je la laisse faire comme elle veut et, dès que j'en ai l'occasion, je n'hésite pas à la complimenter avec tact et mesure, elle le mérite… Nos « anciens » sont très à l'aise avec l'imaginaire, les expériences de la vie sont une source d'enseignement intarissable qu'ils exploitent avec brio – suggérons discrètement, ils s'occupent du reste…

Quel plaisir, en tant que praticien, de pouvoir profiter du ressenti hypnotique que nous offre le patient, n'hésitons pas à voyager…

Rencontre 12 – Chloé et la mer

Chloé, 6 ans, que je traite depuis deux ans, est la sœur d'Éric, le « petit samouraï » ; notons que je vois Éric plus souvent que Chloé car elle n'est guère volontaire pour que nous nous rencontrions. Cette peur, ou plutôt appréhension, sans traumatisme apparent antérieur, met en évidence les différences de perception de chacun d'entre nous et ce, dans un même environnement – les parents d'Éric et de Chloé ayant pour tous les deux un discours très positif en ce qui concerne les visites chez le dentiste.

Une petite remarque, pour les enfants et parfois les adultes, le terme de dentiste appelle moins de réticences que celui de chirurgien-dentiste, le chirurgien impressionne toujours…

Chloé vient donc me voir en cas de nécessité, pas de visite de courtoisie ! En l'occurrence, en tombant à l'école, elle s'est fracturé trois dents de lait, dont l'extraction est nécessaire. Nathalie, la maman de Chloé, l'accompagne. Les extractions sont, certes, indiquées mais pas dans l'urgence, au contraire, il pourrait être bénéfique de laisser le souvenir de la chute s'éloigner quelque peu.

Chloé étant, lors de ce rendez-vous, dans une réticence certaine, je décide de ne pas intervenir et donne la préférence à une petite promenade hypnotique. Je laisse Cholé s'exprimer et lui prête attention.

« *Je ne veux pas que tu me retires les dents.* »

« *Cela va me faire mal.* »

« *Ça va abîmer mes autres dents.* »

« *Éric, à lui, tu lui enlèves pas de dents.* »

« *On n'a qu'à faire autrement.* »

Inquiétudes, réticences, Éric au secours, espoir, Chloé s'exprime sur tous les plans et il est de mon devoir de la rassurer en lui montrant d'autres chemins.

« *Chloé, nous allons faire pour le mieux.* »

« Je suis avec toi pour protéger tes autres dents et faire ce qu'il faut pour les trois petites dents. »
« Nous allons changer tes trois dents de place, elles vont s'envoler et d'autres, toutes neuves, vont pousser. »
« Elles vont s'envoler comme dans un rêve, en douceur. »
« Nous allons tenir Éric au courant. »

Ainsi, entre les interrogations de Chloé et mes suggestions-réponses, Chloé et moi entamons une discussion très sérieuse, nous sommes en train de nous mettre d'accord sur une idée de voyage.

« Aujourd'hui, Chloé, nous allons réfléchir à tout cela en faisant une promenade. Tu aimes la mer ? »

« Oui » me dit-elle en souriant.

« Comment c'est la mer pour toi ? »

« Y a beaucoup d'eau, plein de vagues, du vent et puis des poissons, je ne les vois pas... » répond-elle toute excitée.
« Je vais te raconter une histoire, écoute la mer et ferme les yeux pour tout voir, je vais avec toi au bord de la mer ». Je me transforme alors en conteur pour faire rêver Chloé, qui déjà, en me décrivant la mer, est sur la plage...
« Je vais te raconter l'histoire de l'océan, c'est là où il y a beaucoup d'eau et beaucoup de vagues quand le vent est fort, la surface de la mer est en colère, c'est la tempête, les bateaux bougent dans tous les sens, mais toi, tu es à l'abri au fond de l'océan, où tout est calme...c'est là, dans le fond de la mer que tous tes amis les poissons te rejoignent, de toutes les couleurs, des gros, des petits, tous plus gentils les uns que les autres...Chloé, tu es comme tes amis, tu nages tranquillement au fond de la mer, tout va bien, ils sont là pour te protéger, tu nages, légère, comme si tu t'envolais... Au fait, je suis resté sur le bateau qui bouge, pour ne pas effrayer les poissons, tu me rejoindras tout à l'heure... »

J'accompagne ainsi Chloé qui se prête au jeu et me questionne sur les noms des poissons, les couleurs, est-ce qu'il y a du sable, des fleurs, des rochers – plus question de dents !
Tranquillement, au bout de quelques minutes (peu importe le nombre), je propose à Chloé de venir la chercher pour la ramener sur le bateau.
« Là où il y a des vagues ? » me demande-t-elle. Je lui fais remarquer que nous pouvons également nous amuser avec les vagues. Sortie de l'exercice, Chloé me demande :

« *Et mes dents, elles sont toujours là ?* »
Sans lui répondre, je lui demande si le fond de l'océan lui a plu, elle me répond dans l'affirmative. Je lui suggère d'y retourner tous les jours jusqu'à ce que nous nous revoyions pour que les petites dents s'envolent. Chloé semble d'accord et nous fixons tous les trois – Chloé, Nathalie et moi – un rendez-vous dans cinq jours.

Le jour venu, Chloé vient avec sa maman, qui, comme à l'habitude, reste dans la salle d'attente. Quand Chloé pénètre dans le cabinet, tout est prêt, et je lui propose de monter quand elle le désire dans le bateau (le fauteuil !).
« *On va à la mer ?* » me dit-elle.
« *Nous allons faire une promenade comme l'autre fois.* »
Pendant qu'elle s'installe, je lui explique qu'aujourd'hui, je vais m'occuper de ses dents pendant qu'elle sera avec ses amis. Je vais alors faire des allers et retours entre explications pondérées de l'intervention et voyage au fond de l'océan.

- Je suggère à Chloé d'aller au fond de l'océan, je reste à la surface.
- Je vais masser doucement toutes les zones autour des dents à extraire avec le gel magique (gel anesthésiant de surface).
- Chloé doit me faire signe quand elle aura retrouvé ses amis. Après quelques minutes, elle lève son pouce comme pour me dire « OK », spontanément, elle ferme les yeux.
- Je commence l'intervention en l'accompagnant dans son voyage au fond de l'océan et en attirant son attention sur un maximum de détails – taille, couleur, forme, nageoires, yeux des poissons…
- Quelques indications sur l'intervention, toujours avec approche métaphorique :
  « *L'eau de la mer va endormir tes dents…* »
  « *Je vais mettre tes dents dans les filets de pêche du bateau, à l'abri des vagues…* »

Mes allers et retours entre intervention et fond de l'océan s'enchaînent au rythme de nos sensations, dans le mouvement. Je suis avec moi et avec elle, dans les dents et dans l'eau…
L'intervention se déroule convenablement et tranquillement, mises à part quelques réticences pour l'anesthésie locale – légère. Les extractions terminées, je demande à Chloé de me rejoindre sur le bateau.

« *Attention, ça bouge, il y a un peu de vagues…* »
« *J'ai vu moins de poissons qu'hier* » me dit-elle.

Entre-temps, Nathalie, sa maman, nous a rejoints dans le cabinet, visiblement très contente et surprise à la fois du comportement de Chloé ; elle lui dit spontanément : « *Tu en verras plus demain* » (hypnose à trois !).

De mon côté, j'invite Chloé à retourner au fond de l'océan quand elle aura envie, je lui confirme que ses dents se sont envolées et les lui montre dans le filet de pêcheur (compresse !). Elle est très amusée et bien sûr, nous confirmons la venue de la petite souris…

Notre voyage hypnotique au fond de l'océan a permis à Chloé d'être dans son imaginaire, d'être sans doute poisson ou ce qu'elle a voulu, peu importe, mais l'aide a été certaine pour vaincre son appréhension.

Sans s'en rendre compte, Chloé a dû vivre une transe hypnotique. Ce qui est bien, c'est qu'elle ne le sait pas et qu'elle ne cherche pas à savoir, ni pourquoi, ni comment… Avec Chloé, l'imaginaire est d'actualité.

<u>Rencontre 13 – Carmen, toujours occupée…</u>

Cette patiente, que je connais depuis plusieurs années, est la gardienne responsable de l'immeuble où se trouve le cabinet dentaire. Carmen est d'origine portugaise, un petit bout de femme qui n'en impose pas mais capable d'assurer des tâches qu'un homme digne de ce nom rechignerait à faire. Courageuse, certes, mais ayant une peur phobique du dentiste, au point de préférer laisser ses dents se dégrader plutôt que de les soigner. Jusqu'à maintenant, au prix d'énormes difficultés, nous avons traité plus ou moins provisoirement quelques dents et dû en extraire deux.

Le reste du temps, pour juguler les épisodes infectieux, les antibiotiques et les antalgiques viennent à notre secours, cependant, la douleur et l'inconfort s'installant, Carmen sollicite – entre deux portes – un rendez-vous. Une amorce de volontariat, car c'est d'habitude moi qui lui suggère de venir consulter (nous nous rencontrons souvent).

Elle vient donc « me rendre visite » et je constate que sept dents sont à extraire et qu'il est nécessaire de réaliser une prothèse adjointe totale provisoire en attendant le travail définitif. Ces interventions sont relativement invasives, tant physiquement que psychologiquement, et aussi bizarre que cela puisse paraître, Carmen n'y semble pas opposée. Profitons de ce climat favorable, de cet instant positif.

Devant ce volontariat – que je ne cherche pas à expliquer – je lui suggère de nous préparer à ce travail. Sans lui parler d'hypnose, je lui propose l'exercice « ne rien faire » en le lui présentant comme une sorte de prémédication. Carmen s'installe dans le fauteuil, les locaux lui sont familiers, elle se sent un peu chez elle – son appartement est juste à côté. Je lui suggère, si cela lui convient, de rester tranquille sur le fauteuil, de ne rien faire, de se concentrer, d'être là, tranquille, de ne pas dépenser d'énergie, de ne pas chercher à se détendre, d'être sur le fauteuil, avec le fauteuil, tout simplement et de respirer tranquillement, sans précipitation, de prendre plaisir à être là…et de fermer doucement les yeux quand elle le voudra, tranquillement, là, les yeux fermés, sans rien faire…

Carmen évoluant dans un environnement très mouvementé et fatigant à la fois, je ressens le besoin d'associer à l'exercice « ne rien faire » l'exercice de « l'arbre » (l'alternative illusoire, le double lien…).

Je l'invite à être un arbre, les yeux fermés, à prendre profondément racine dans le sol, d'en puiser l'énergie pour la répartir dans son corps, de ressentir la puissance, la tranquillité de l'arbre. Le travail avec ces deux exercices risquent de provoquer chez Carmen une certaine confusion – l'attention portée au second pouvant permettre d'induire un lâcher-prise suggéré au premier. La patiente étant continuellement dans le contrôle d'actions nombreuses et variées, le fait de « ne rien faire » peut lui sembler utopique…

Nous travaillons donc ces deux exercices et je lui propose, d'ici notre prochain rendez-vous – dans une semaine – de s'autoriser au moins 15 minutes par jour pour refaire ces exercices. Elle est surprise par mes propositions mais semble partante.

Je vois régulièrement la patiente lors d'allées et venues dans l'immeuble ; elle me dit faire régulièrement ses exercices et s'entraîner pour notre prochain rendez-vous.

Carmen arrive à notre rendez-vous un peu en retard mais décidée. Je l'installe confortablement sur le fauteuil et m'assure de ce confort en posant discrètement ma main sur son épaule.

Je l'invite à refaire les exercices.
« *Je fais les deux ensemble ?* » me demande-t-elle avec une certaine assurance.
« *Comme cela vous convient* » dis-je tranquillement.
Je lui demande de me faire un signe lorsqu'elle sera dans ses sensations. Elle ferme doucement les yeux et, au bout de cinq minutes, elle me fait un petit signe de tête. Je commence alors l'intervention en maintenant son ressenti.
« *Voilà, tranquillement, nous sommes là, tout simplement, puissant comme l'arbre, le plaisir de ne rien faire, d'être là, emplis d'énergie de la terre...* »
Les extractions, sous anesthésie locale et la pose de la prothèse provisoire immédiate demandent environ 30 minutes pendant lesquelles la patiente est relativement détendue et méconnaissable comparé à son comportement habituel.
En fin d'intervention, je lui demande d'inspirer profondément, de bouger un peu sur le fauteuil et de me faire part de ses impressions.
« *Ça va* » dit-elle.
Je lui demande, confiant : « *Et la prothèse, c'est bien ?* »
« *Ça va aller aussi, mais cette façon de soigner les dents, c'est nouveau ?* » ajoute-t-elle.
J'en profite pour lui donner quelques informations sur l'hypnose en insistant sur les suggestions post-hypnotiques.
« *Tout s'est bien passé, votre organisme va s'occuper de tout le reste, tranquillement, à son rythme, en toute sécurité...* »
Les suites opératoires ont été satisfaisantes, peu de douleurs, quelques réglages de prothèse – « *c'est normal, tout se passe bien...* »
Lors d'un rendez-vous de contrôle, Carmen se hasarde à me dire :
« *J'ai l'impression de ne plus avoir peur...* »
Je l'invite à continuer les exercices et à s'entraîner avec d'autres pour travailler l'autohypnose. Je dois reconnaitre que le caractère volontaire et courageux de Carmen ont été des alliés certains – elle est capable de se détacher de son monde matérialiste sans être entravée par une intellectualisation excessive. Depuis, elle travaille, régulièrement en autohypnose, c'est une bonne chose ! Laissons les sensations s'installer...

Rencontre 14 – Henri, pas de piqûre !

Ce patient consulte depuis une dizaine d'années, cadre supérieur, la soixantaine, il vient aujourd'hui pour une visite de contrôle et un détartrage. Malgré un abord distant, il aime discuter de choses et d'autres, surtout pour repousser le moment de l'intervention, il me dissocie (!) discrètement de l'acte opératoire, consciemment ou inconsciemment, qui sait… Henri m'a récemment appris qu'il a une peur phobique des « piqûres », il ne m'en avait jamais parlé, voulant au contraire donner l'image de quelqu'un de décontracté. Il est vrai qu'il m'interroge souvent sur la nécessité de faire une « piqûre » et me dit toujours :
« *Si c'est vraiment nécessaire, t'en fais une mais si tu peux te débrouiller sans, ce serait bien…* »
J'ai toujours pris soin d'expliquer à Henri, l'intérêt de l'anesthésie locale, mis en avant la performance et la bonne tolérance des produits utilisés mais le problème, c'est la vue de l'aiguille associée à des souvenirs d'enfance perturbants.
« *Ce n'est pas moderne, cette aiguille, tu pourrais utiliser un laser, ou autre chose…il n'y a pas eu beaucoup de progrès depuis mon enfance, ça pique toujours de la même façon !* ». Henri et moi, nous nous tutoyons, cela s'est fait tout naturellement…
Henri détourne systématiquement la tête pendant les soins pour ne pas voir le matériel.
« *On ne devrait rien voir…* » dit-il avec insistance. Je lui suggère souvent: « *Et si tu fermais les yeux, ce serait bien…* ».
Henri aime bien bricoler et ne peut s'empêcher, pendant les interventions, de chercher des solutions « bricolos » et de me les proposer. Je le conforte dans cette attitude car c'est pour lui l'occasion de se mettre en mouvement, de se dissocier, faisons donc profiter Henri de cette dynamique, qui représente une première approche hypnotique. Je plaisante souvent avec ce patient – comme avec tous mes patients – mais peut-être plus avec Henri, aussi quand je lui fais part des possibilités de travailler en hypnose pour aider notre relation avec l'anesthésie, il ne me prend pas au sérieux.
« *Tu te crois au cabaret, chez Patrick Sébastien !* » dit-il en souriant.
Lors de notre séance détartrage, Henri me signale une dent douloureuse

qui nécessite effectivement un soin conservateur, c'est une opportunité pour faire appel à l'hypnose et accompagner l'anesthésie locale. Ce n'est pas une urgence, aussi je suggère à Henri de consacrer un rendez-vous à l'entraînement. Etant toujours demandeur de gadgets et de nouveauté, je lui présente l'hypnose comme une « nouveauté » en chirurgie dentaire.
J'insiste sur le fait que nous allons travailler ensemble mais qu'il doit également persévérer de son côté, comme en sport (c'est un ancien footballeur). Il ne refuse pas la proposition et, sans être totalement volontaire, il est plutôt dans « *j'attends de voir…* ».
J'invite Henri à s'installer confortablement dans le fauteuil et renforce cette recherche de confort en affinant la position de sa tête.
« *C'est bien comme cela, un peu plus bas, non, tu restes ainsi, OK, c'est bien…* »
Son intérêt pour le manuel m'incite à lui proposer un exercice de visualisation que nous appellerons la « corbeille de fruits ».
« *Henri, installe-toi confortablement dans le fauteuil et en inspirant tranquillement, j'aimerais que tu fermes doucement les yeux et que tu ailles dans ton endroit préféré. Quand tu y seras, fais-moi signe* ». Henri, au bout de quelques instants, les yeux fermés, me dit « *OK, je suis dans mon jardin* ».
« *Bien, tu es dans ton jardin et vois devant toi une table sur laquelle se trouvent deux corbeilles, une pleine d'une dizaine de fruits, l'autre vide. Tu es confortablement assis devant les corbeilles et, en prenant ton temps, tu vas te faire plaisir en transférant les fruits d'une corbeille à l'autre, tranquillement quand tu voudras…cherche le contact avec le fruit, vois la couleur, apprécie la texture, habite tes mouvements pour emmener chaque fruit dans la deuxième corbeille, tu les déplaces les uns après les autres, peut-être tu as commencé par celui que tu préfères ou peut-être pas, regarde où ils se positionnent dans la corbeille qui se remplit, il est possible qu'ils prennent la même place qu'ils avaient dans la corbeille qui se vide peu importe, intéresse-toi à chaque détail, à chaque instant, profite des sensations, prends ton temps et sois attentif à toute cette dynamique…* »
Après avoir été directif en lui « imposant » l'exercice, je laisse Henri dans son jardin, où je sais qu'il cultive, avec passion, fruits et légumes, mon « imposition permissive » lui a fait plaisir – il était déjà dans son jardin !
Malgré tout, Henri veut comprendre l'exercice, me demande des explications, des pourquoi, des comment, je l'accompagne en ratifiant.

« *Tranquillement, contente-toi de faire voyager les fruits d'une corbeille à l'autre, de ressentir, de sentir, d'être dans le goût de tes fruits préférés, dans ton jardin…laisse aller…* »
Au bout d'une dizaine de minutes environ, j'invite Henri en inspirant profondément à revenir tranquillement du jardin en gardant ses sensations, doucement à son rythme, quand il voudra. Je lui demande ses impressions (il aime expliquer et commenter).
« *J'ai eu tendance à ne penser qu'aux corbeilles, faudrait que je le refasse.* »
Je profite de cette remarque pour l'encourager effectivement à refaire cet exercice chez lui, régulièrement avant notre prochain rendez-vous. En raccompagnant Henri, je le félicite : « *Pour une première fois, c'est bien…* ».
Quelques jours après, Henri revient pour traiter sa dent douloureuse, il me dit avoir fait sérieusement l'exercice, « *maintenant, je sens bien les fruits…* » me dit-il.
Henri s'installe tranquillement dans le fauteuil et se concentre spontanément sur sa respiration. Il serait plus confortable de faire une anesthésie locale mais je suggère à Henri de faire sans, en allant dans le jardin et en utilisant un autre produit.
Je lui propose donc de repartir dans son jardin retrouver les corbeilles. Il respire seul, ferme doucement les yeux et me fais un signe de la tête quelques instants après pour m'informer qu'il est avec les corbeilles… De mon côté, je lui explique ce que je fais.
« *Henri, tu es dans le jardin, de mon côté, avec un gel anesthésiant, je vais masser ta dent, ta gencive, ta joue, tranquillement, tout va s'endormir pendant que tu es dans le jardin, le gel anesthésiant parfaitement efficace endort ta dent, ta gencive, ta joue, tranquillement, tout s'endort…tranquille, dans ton jardin, quand tu le souhaiteras, prends soin des corbeilles et des fruits, pendant que tout sommeille…* »
Accompagnant ainsi Henri dans une certaine confusion, le jardin – le gel anesthésiant, le gel anesthésiant – le jardin, le jardin – les corbeilles, les fruits – le gel anesthésiant, je commence l'intervention et traite la dent pendant presque 25 minutes, sans appréhension, sans douleur et sans anesthésie !
L'intervention terminée, je ratifie l'hypnoanalgésie, voire l'hypnoanesthésie avec un nouveau massage anesthésiant, expliquant à Henri que, de cette façon, les suites post-opératoires seront très confortables.

Première réflexion d'Henri :
« Super, alors il n'y a plus de piqûre ? »
Je lui réponds tranquillement : « *Comme tu voudras…* »
Cela le fait sourire, je le sens content.
« *C'est quand même sympa ton hypnose* » me dit-il. Modestement, je lui réponds : « *C'est surtout la tienne…* »

Avec Henri, nous avons travaillé dans la confusion, profité de son volontariat – il n'aime pas la piqûre, il a envie de faire sans – une confiance réelle et mutuelle nous a aidés – (nous nous connaissons bien, sommes presque copains) – nous avons joué avec l'hypnoanalgésie « anesthésiante »… Ces associations nous ont permis de supprimer l'anesthésie (nous connaissons tous le peu d'efficacité du gel anesthésiant…) pour une intervention moyennement invasive permettant ainsi un début de réconciliation entre Henri et les « piqûres » éventuelles à venir.

P.S. : Henri m'a demandé d'autres exercices pour l'aider dans son travail, belle victoire.

<u>Rencontre 15 – Philibert, le technicien</u>

Philibert est un patient qui vient consulter depuis peu. Jeune cadre dynamique, il travaille dans une grande entreprise de l'industrie automobile. Philibert est perpétuellement dans la description, dans le détail, dans le côté technique d'une situation. A l'écoute et dans l'observation, je me suis rapidement aperçu que le rendez-vous chez le dentiste n'est pas une partie de plaisir – nervosité, sentiment d'inconfort, évitement dès que possible des soins, « *remettons ça à un autre jour…* » se hasarde souvent à dire Philibert. Lorsque je lui ai suggéré de m'en dire un peu plus sur son comportement, sa réponse a été claire :
« *Chez le dentiste, on ne sait jamais ce que l'on va nous faire, on est là, sur le fauteuil, la bouche ouverte et l'on s'attend au pire…* »
Quel appel !
J'ai donc rapidement décidé de travailler avec l'hypnose médicale, sans en parler à Philibert.
L'incontournable atmosphère hypnotique est toujours d'actualité, le petit

discours d'avant l'intervention remplit son rôle habituel d'induction-dissociation – faits divers, anecdotes avec le patient, improvisations... - la confortable installation avec le « *C'est bien comme cela, un peu plus en arrière, non, c'est bien ainsi, OK...* » vient ancrer le climat positif et l'empathie avec le patient ; nous sommes ensuite tous les deux dans l'intervention.
Nous continuons avec un travail sur la respiration, et plus particulièrement, avec la vague de bien-être, de confiance qui traverse doucement le corps, afin de se recentrer sur soi et de s'installer dans la tranquillité. Après lui avoir donné des explications précises et insisté sur les bienfaits de ce travail, Philibert est satisfait et partant pour l'exercice.
Toujours avec l'aide de la respiration, je me positionne ensuite dans « l'explication totale » de tous mes gestes, de toutes mes actions, en impliquant Philibert dans cette approche et en utilisant la métaphore dès que l'occasion se présente.
« *OK, tout va bien, bien installé, aujourd'hui, nous allons dévitaliser notre prémolaire.* »
« *C'est la mienne* » me rétorque Philibert en souriant.
Je suis content de cette dissociation, je renforce mes explications.
« *Ah oui, c'est vrai, c'est la vôtre, j'avais oublié (sourire), peu importe, nous allons faire au mieux pour qu'elle soit en pleine forme et que vous en profitiez au maximum. Respirez tranquillement, dans quelques instants, elle va dormir confortablement ; voilà, je masse doucement la gencive avec le gel anesthésiant, tiens, cela me fait penser quand les étudiants font une anesthésie, ils ont un discours sympa – 'Bougez pas, je vais piquer, ça va, ça fait pas mal, ne vous inquiétez pas, si ça prend bien, nous ne ferons qu'une piqûre' – c'est cool, hein, non sérieusement, voilà, j'injecte doucement le produit, c'est un peu comme la marée montante qui recouvre peu à peu la plage, le produit fait tranquillement son effet.* »

Philibert, calme, à mi-chemin entre le sourire et le lâcher-prise, reste dans l'interrogation :
« *L'anesthésie, c'est avec quel produit, les aiguilles, quelle taille ?* »
Bien, il est totalement dissocié, il s'est installé dans ce qui lui convient, il a des explications, il en demande d'autres, à moi de renforcer son voyage pour qu'il soit dans l'intervention et qu'il sache pourquoi et comment...

Je décris le traitement canalaire avec un maximum de détails, tel un commentateur sportif, mon objectif est de faire vivre l'intervention à Philibert, il doit être sur le terrain…
« Bien, je vais maintenant prendre cette petite lime, je vais la précourber pour qu'elle suive bien le trajet du canal, c'est un peu comme en voiture, pour bien négocier le virage, je me déporte un peu dans la courbure, voilà, doucement, je progresse dans le canal, tranquillement… »
L'intervention se termine après environ 40 minutes de travail ; Philibert tranquille, continue de prêter attention à sa respiration, en apportant des commentaires constructifs et encourageants :
« Pour une fois, j'ai eu des explications, c'est sympa, j'avais l'impression d'être le dentiste, mais quand même, j'ai pas vu le nerf partir ? »
Une petite question, c'est normal, sinon, ce ne serait plus Philibert !
La séance s'est donc bien déroulée, j'ai commenté par excès l'acte opératoire, pour laisser le moins de place possible aux questions en permettant ainsi à Philibert d'être acteur des soins. Il m'avoue s'être senti bien pendant la séance de travail, je l'invite donc à conserver cette sensation de bien-être pour le prochain rendez-vous en s'entraînant chez lui à jouer avec sa respiration et avec la vague de confiance, de calme, j'en profite également pour lui présenter l'hypnose et l'autohypnose.
Philibert pose toujours des questions mais demeure dans le volontariat – technicien et curieux de découvrir.
Depuis que nous suivons ce chemin, Philibert s'est pris au jeu de l'autohypnose et l'installe peu à peu dans son rythme de vie. C'est une récompense !

Rencontre 16 – Emmanuelle ou l'autodestruction

Emmanuelle est une patiente que je traite depuis environ une quinzaine d'années mais de façon très irrégulière : elle peut rester trois ou quatre ans sans venir consulter et contrairement à Hortense (la patiente de la rencontre 11), Emmanuelle ne fait preuve d'aucun volontariat. Difficultés dans la vie privée et professionnelle depuis quelques années, elle lâche prise (dans le mauvais sens du terme !) et se laisse aller à une certaine déchéance, bien qu'elle doive accompagner sa fille de 16 ans.

Outre une denture déplorable, Emmanuelle fume au moins deux paquets de cigarettes par jour, se nourrit très anarchiquement et ne prend pas soin de sa personne. Elle a conscience de la nécessite de s'occuper de ses dents – soulager la douleur – mais reste dans le rejet de l'acceptation d'un plan de traitement global. Les jours passent ainsi, confortée dans ses idées et dans son discours.
« Cela ne servira à rien, de toutes façons, dans deux ans, ma fille n'aura plus besoin de moi, je pourrais partir tranquille… »
« Pour ce que la vie est agréable… »
« Ma vie part en fumée, c'est sympa, non ? »
Emmanuelle, dans son mal-être a encore un peu d'humour…tant mieux, prenons-le comme une petite étincelle d'espoir dans le lointain…
Lors d'un de nos rendez-vous, devant une situation qui s'enlise de plus en plus et où le mouvement est le grand absent, je suggère à Emmanuelle quelques idées :
« Et si ta vie ne partait pas en fumée, comment la verrais-tu ? »
« Et si ta fille avait besoin de toi encore pendant de nombreuses années, que pourrais-tu faire ? »
« Pour que la vie soit agréable, que faudrait-il changer ? »
Ces questions « contre-images » sont une surprise pour Emmanuelle car je ne l'ai pas habituée à ce genre de comportement.
« Si ma vie ne partait pas en fumée, je referais du sport, je mangerais avec plaisir, mais je n'en suis pas là… »
« Pour ma fille, il faudrait que j'aie un travail et ce n'est pas le cas, à 50 ans… »
« Je me pose plein de questions, je voudrais tout contrôler. »
Avec ces réflexions, Emmanuelle se positionne, inconsciemment, dans une amorce de mouvement, elle commence à renouer avec un timide volontariat. Nous ne sommes pas dans une situation d'urgence, aussi je lui propose de travailler sur une visualisation « sans tabac ».
Je me rappelle une de ses réponses où j'ai retenu trois mots – sport, manger, plaisir. J'envisage de faire travailler Emmanuelle sur les sensations associées au sport, au goût et au plaisir, à moi d'improviser un discours de ressenti pour la faire voyager et la dissocier de ses cigarettes. Je sens qu'elle perçoit positivement l'expérience, elle ferme les yeux spontanément, son visage

se détend, elle prête attention à sa respiration, sans aide de ma part, c'est un bon signe…

« Installe-toi confortablement dans le fauteuil, voilà, c'est bien comme cela… tranquillement en inspirant-expirant, voilà, comme tu fais, laisse ta respiration occuper ton attention…peu à peu, ton corps trouve la place qui lui convient le mieux dans le fauteuil et tu ressens agréablement chaque partie de ton corps en contact avec le fauteuil, comme pendant un exercice physique où tu sens tes jambes, tes bras chargés de chaleur, d'énergie, absorbés par le mouvement…ta respiration s'adapte aux besoins de ton corps, sans précipitation, avec efficacité, tu prends plaisir à être dans l'activité, à profiter de la vitalité de chaque partie de ton corps qui fonctionne parfaitement bien, ressens ce bien-être… Mets tout ton esprit dans la dynamique et laisse les bienfaits de l'effort retrouvé s'installer, ressens avec plaisir…imprègne-toi de ce bien-être, conserve-le… Maintenant, quand tu le souhaiteras, apprécie le relâchement de ton corps, de tes muscles, ressens la chaleur emmagasinée, la « bonne fatigue », en inspirant-expirant profondément, laisse ton corps récupérer, prolonge tes expirations, chaque partie de ton corps, chaque organe reprend son rythme de « croisière », en profitant du bien-être de l'effort, conserve les sensations… Voilà, elles s'installent et, tranquillement, dans l'endroit qui te convient, pose-toi, avec ton environnement préféré et, quand cela te conviendra, déguste le plaisir d'un « petit en-cas » pour réalimenter les ressources de ton corps, profite de ces instants de douceur, apprécie le goût, les odeurs, avec calme, contente-toi d'être là, bien… »

Avec cet entretien hypnotique et sans avoir prêté attention à la durée de mon discours, je me suis concentré sur mon objectif, à savoir induire l'envie de…, suggérer des sensations…dissocier d'un contexte de crise…mettre dans la réceptivité, autant d'éléments pour qu'Emmanuelle puisse renouer peu à peu avec le mouvement, délaisser la cigarette et reprendre soin d'elle-même pour améliorer son relationnel – ce qu'elle désire sans doute « très » inconsciemment. Cette remise en mouvement dépend de son volontariat, mais aussi de son travail en autohypnose, et pour ce faire, je lui propose des exercices de visualisation sur le sport, sur les sensations corporelles et sur la respiration.

Actuellement, Emmanuelle est en période de transition, fume beaucoup moins, est un peu plus coquette et se relance sur le marché du travail. Elle n'est pas encore dans un véritable lâcher-prise (positif), encore trop de pourquoi et de comment, mais saluons le retour de l'activité physique, il faut continuer à la soutenir pour qu'elle poursuive le voyage et pour « être » à nouveau, tout simplement…

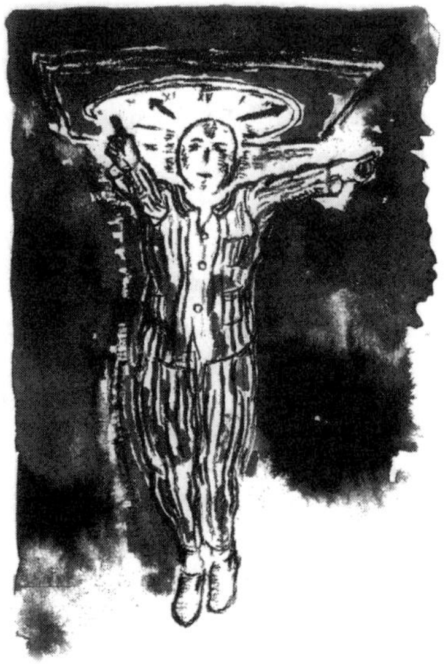

Ici et maintenant…

Rencontre 17 – Kila et ses douleurs

Cette patiente m'a été adressée par un confrère pour les traitements radiculaires de plusieurs dents infectées et destinées à recevoir des prothèses céramo-métalliques. Nous avons travaillé sans problèmes particuliers pour traiter ces dents. La patiente est ensuite retournée vers son praticien traitant pour la réalisation des éléments prothétiques.
Quelque temps plus tard, la patiente revient me consulter ne souhaitant plus poursuivre les soins avec l'autre praticien.
« Il ne m'écoute pas, j'ai l'impression d'être un numéro, j'ai des problèmes, quand même, il faut en tenir compte… »

Je fais part de ma réticence à la patiente de la prendre éventuellement en charge, car cette démarche est déontologiquement incorrecte
« *Ce n'est pas grave, je vais aller ailleurs...* » me dit-elle irritée.
Sans avoir l'intention de poursuivre, je fais plus ample connaissance avec Kila en me mettant à l'écoute des problèmes qui la perturbent trop fréquemment à son goût. Des céphalées à répétition, des douleurs articulaires, des lombalgies, des arythmies cardiaques, des infections urinaires et, pour tout arranger, un stress professionnel permanent. Lors de nos discussions, j'ai l'impression de ne plus être réellement dans mon rôle de chirurgien-dentiste, mais comme chacun d'entre nous le sait dans notre profession, le côté « psy », quand nous nous sentons capables de l'assumer, n'est pas négligeable, aussi, pas d'état d'âme, de pourquoi et de comment, je reste à la place que j'ai choisie, si je m'en suis donné les moyens, si cela me fait plaisir et si je suis dans le service rendu.

Etant revenue de son plein gré vers moi pour les soins, la patiente est dans le volontariat, la confiance, la réceptivité et quelque part dans la confidence. Elle me dit avoir suivi des cours de méditation et pratiquer depuis deux ans. Profitant de l'opportunité et afin d'affirmer l'empathie, je lui fais part de mon intérêt pour l'hypnose médicale: nous avons, en quelque sorte, un parcours similaire. Je me permets une question-réflexion : « *Alors, avec la méditation, les douleurs et le stress doivent être déstabilisés, c'est super bien ?* »
« *C'est difficile à appliquer pour soi, j'ai du mal* » dit-elle sur un ton d'excuse. Elle me suggère de lui faire une séance d'hypnose pour voir si c'est différent.
Devant ce « volontariat-défi », associé à un contexte pathologique complexe, j'émets quelques réserves en signalant à Kila qu'il ne s'agit pas de faire de l'hypnose pour voir si c'est différent mais pour ressentir comme en méditation. Il est nécessaire d'aborder cette expérience en s'ouvrant à toutes les possibilités, en laissant venir, en n'attendant rien... La patiente reste dans la demande en s'accordant avec mon discours (bonne communication !).
« *Je vais faire en sorte de ressentir, j'ai envie de ne plus contrôler.* »
Je propose donc à Kila, après cette discussion, de prêter attention à sa respiration, pour faire le lien avec sa pratique de la méditation.
« *J'aimerais maintenant que nous nous mettions à l'écoute de notre respiration-inspiration-expiration et que nous laissions une vague de bien-être,*

de douceur, d'insensibilité traverser notre corps, tranquillement, en laissant chaque partie de notre corps profiter de cette douceur qui s'installe, chaque partie de notre corps se sent bien, avec chaque inspiration, l'insensibilité progresse, avec chaque expiration, elle s'installe, tranquillement… »
Spontanément, Kila ferme les yeux, laisse son corps se détendre, calme sa respiration, prend son rythme – l'entraînement à la méditation se retrouve – et semble apprécier l'idée de la vague de bien-être, d'insensibilité. A la fin de l'exercice, je suggère à Kila de refaire ce travail chez elle, quand elle le souhaitera, avant notre prochain rendez-vous.

Au rendez-vous suivant, j'invite Kila à voyager dans « son jardin secret », dans son lieu de sécurité, dans l'endroit où elle se sent bien. Je lui demande de me signaler quand elle sera dans son endroit de bien-être. La patiente ferme tranquillement les yeux et, après quelques instants, me fait un signe de tête pour me signaler son arrivée dans le « jardin »… J'axe alors mon discours, ponctué de silences de plus en plus longs, sur la fluidité, sur l'énergie, la parfaite santé de tous ses organes, le parfait fonctionnement de toutes ses cellules.
« *Maintenant, ressentez toutes vos cellules, tous vos organes qui fonctionnent parfaitement bien, comme une entreprise resplendissante, dans la tranquillité, dans le plaisir, tout se passe au mieux de vos intérêts, dans une totale sécurité, ressentez, laissez le bien-être s'installer, profitez du plaisir d'être dans votre jardin secret, dégustez ses bienfaits, chaque partie de votre corps fait le plein d'énergie, parfaitement bien…* »
Je laisse pendant environ une quinzaine de minutes Kila profiter de son jardin secret – le temps, nous l'avons vu, n'a pas en fait beaucoup d'importance.
Je demande à la patiente, en inspirant profondément, de revenir tranquillement de son lieu de sécurité.
« *Je me sens bien* » me dit-elle apaisée.
« *Cela aurait pu durer encore…* » ajoute-t-elle.
Je propose à Kila de refaire ce séjour dans le jardin, chez elle, quand elle en aura envie, et de renouer avec ces sensations, de ressentir tout simplement.
Nous avons retravaillé avec ce type d'exercices pendant deux autres rendez-vous, la patiente pratique l'autohypnose-méditation (peu importe) et lors du quatrième rendez-vous, Kila m'informe qu'elle va reprendre contact

avec l'autre praticien pour voir si elle gère mieux et si cela lui convient, sinon, elle reviendra me voir, elle sait qu'elle a une solution de sécurité… Bizarrement, Kila ne fait plus allusion à ses douleurs et problèmes, ne lui en parlons surtout pas !

La patiente m'a recontacté pour me faire savoir que la relation avec son praticien traitant s'était améliorée, je l'ai confortée dans son ressenti et lui ai fait savoir que ma porte lui restait ouverte (autohypnose, sécurité, secours…).

Avec cette approche hypnotique, nous avons pu remettre en mouvement une situation en apparence bloquée où l'empathie, la confiance, le volontariat ont été des partenaires efficaces.

Rencontre 18 – Antoine, je suis grand, je sais…

Antoine est un petit garçon de 10 ans que je soigne depuis quelques années. Son papa est un ami que je traite également et je vois plus irrégulièrement sa maman. Antoine a une sœur, Alice qui a maintenant 16 ans. Ce n'est que depuis deux ans que je partage avec Antoine le ressenti hypnotique et pourquoi ?

Pas pour faciliter le côté technique des soins mais surtout pour améliorer le relationnel et pour induire chez Antoine une autre façon de voir les choses de la vie… Antoine est « hors norme », effectivement il n'a que 10 ans mais, dans sa tête, il s'offre allègrement les 18 ans. Ses remarques, ses comportements, son discours, avec en prime, une bonne dose de prétention font que je n'ai pas l'impression d'être avec un petit garçon de 10 ans, mais plutôt avec Monsieur Antoine !

Lors de notre dernier rendez-vous, j'accueille Antoine, en copain, comme d'habitude.

« *Salut, Antoine ! Tu es venu seul aujourd'hui ?* »

« *Non, les femmes arrivent, elles sont parties faire une course.* » (Les femmes: sa maman et sa sœur Alice !)

Pour ce rendez-vous, un acte sans difficulté est prévu mais Antoine « prend la main » et préfère apparemment discuter plutôt que de se faire soigner.

« *Il faut que je te demande quelque chose* » me dit-il très sérieusement.

Je lui réponds tout aussi sérieusement : « *Je t'écoute* ».
« *Eh bien, voilà, comment fais-tu pour être copain avec mon père, car il est tellement pénible, moi, je n'arrive pas à m'entendre avec lui…entre mon père, ma mère et ma sœur, quelle famille !* »
Devant cette question qu'il me pose avec assurance, je fais l'étonné et, comme pour désamorcer toute discussion hasardeuse, lui dis, qu'à son âge, j'aurais voulu avoir un papa comme le sien…
Il n'est pas convaincu et de me répondre :
« *Tu rigoles, t'as pas vu comme il est pénible !* »
Son comportement me surprend un peu et je décide alors de lui suggérer un petit voyage hypnotique – nous avons déjà travaillé avec Antoine le ressenti hypnotique, très irrégulièrement car il est rarement dans le volontariat mais il aime bien les histoires quand même, ... malgré ses 18 ans!
« *Tu me parles de ton papa, tu ne t'entends pas avec lui, sans doute tu lui reproches certaines choses, alors ici et maintenant, comment verrais-tu ton papa pour que tu puisses t'entendre avec lui, que faudrait-il pour que tu sois content d'être avec ton papa ?* »
« *Il faudrait qu'il fasse des activités avec moi, qu'il écoute ce que je lui dis, qu'il comprenne ce qui me plaît, la pâtisserie…c'est mon truc* » me répond Antoine.
« *Ce n'est pas très compliqué tout cela, je suis sûr qu'il peut faire ce que tu souhaites… tiens, Antoine, installe-toi bien sur le fauteuil, comme d'habitude, tranquille, inspire-expire, calmement, ne pense qu'à ta respiration et, quand tu le voudras, ferme doucement les yeux… Voilà, c'est bien et maintenant tranquille, imagine que ton papa et toi êtes en train de vous amuser ensemble, de faire une activité qui te plaît, ressens les instants de ce plaisir partagé…profite de la présence de ton papa qui passe un moment agréable avec toi, laisse venir les ressentis, sans précipitation, ressens ce bien-être, pense à ce que tu pourrais faire, à ce que tu pourrais changer dans ton comportement pour que des moments comme celui que tu vis maintenant se reproduisent… laisse venir les idées…* »

En suggérant à Antoine de visualiser, de ressentir et de changer quelque chose dans sa relation avec son père, je lui offre la possibilité de garder la main (ce qu'il aime) et de remettre du mouvement dans la vie quotidienne avec sa famille.

« Antoine, maintenant, vois, tu réunis toute la famille, ton papa, ta maman, Alice, et tu leur fais un gâteau, celui que tu préfères, prends plaisir à ressentir tous les gestes, les odeurs, pendant que tu fais ton gâteau...vois, ils sont impatients de le goûter, tout le monde est content... »

Je maintiens ainsi pendant quelques instants encore Antoine dans cette promenade hypnotique, voyant qu'il se laisse aller à un certain lâcher-prise – d'habitude, il pose des questions, conserve un contrôle « de sécurité », quand on est grand, il ne faut pas rigoler !

Je demande à Antoine de revenir doucement, en inspirant profondément et de revenir en conservant ces sensations agréables.

Je propose à Antoine de refaire cet exercice chez lui, aussi souvent qu'il en aura envie afin qu'il s'imprègne des conditions du changement. Je le laisse faire, lui fais confiance, lors de notre prochain rendez-vous, nous en reparlerons et retravaillerons ensemble, s'il le souhaite – nous n'avons pas soigné sa dent, mais peu importe, ce sera la prochaine fois.

Antoine quitte le cabinet, apparemment tranquille et content.

« *On se voit la semaine prochaine ?* » me dit-il dans son rôle de monsieur très sérieux mais en me demandant d'emprunter une bande dessinée de *Boule et Bill*...le petit garçon n'est pas totalement absent !

Lorsque nous nous sommes revus, Antoine m'a dit avoir travaillé les exercices, surtout avec le gâteau et qu'il faisait des efforts pour être bien avec son papa mais aussi avec sa maman et sa sœur ; nous ne sommes qu'au début du chemin mais cela bouge, il faut continuer...

Nous refaisons souvent l'exercice « pâtisserie » car Antoine est rapidement dedans, dans ce qu'il aime et le mouvement se fait plus aisément. Visualiser un moment de pâtisserie est une réelle source de bien-être (sûrement transmissible) pour Antoine – voir, sentir, goûter, toucher, écouter – tous ses sens sont en éveil, dans le mouvement, dans la réceptivité.

Antoine travaille en autohypnose, il choisit ses exercices et, peu à peu, se place dans l'envie de modifier son comportement avec sa famille, de modifier son attitude à l'école (travail et comportement avec les professeurs).

Je continue à l'accompagner discrètement pendant nos rendez-vous en lui proposant quelques « déplacements hypnotiques ».

Notre relationnel de soins s'améliore également mais n'ayons aucune prétention, c'est Antoine qui a toutes les cartes en main (c'est normal, quand on est grand !).

Rencontre 19 – Georges, c'est la guerre !

Georges est un patient de 92 ans, qui vient de temps en temps me voir. Porteur de prothèses partielles supérieure et inférieure associées à quelques dents que nous maîtrisons le mieux possible et à des gencives de 92 ans ! Georges a beaucoup de difficultés à supporter ses prothèses car les médicaments qu'il prend lui provoquent une sécheresse buccale chronique, responsable de douleurs persistantes.
Ce patient vient donc consulter pour « *améliorer les choses* » comme il aime à me dire et de rajouter : « *C'est la guerre, docteur, il faut faire face…* »
Techniquement, je fais ce que je peux mais le « ce que je peux » est insuffisant. Aussi, Georges propose de prendre quelques médicaments de plus pour atténuer les douleurs.
Face à cette situation et désireux de rendre le quotidien de Georges plus confortable, je décide, sans lui en parler, de travailler avec le ressenti hypnotique.
« *Georges, ça veut dire quoi, c'est la guerre ?* »
« *Ben, pendant la guerre, j'en ai presque vu deux, quand t'as mal, faut se débrouiller, pas le choix…je me rappelle, en 43, j'ai été blessé, il n'y avait pas ce qu'il fallait, c'était pas facile…ils nous soignaient comme ils pouvaient…* »
« *Ce n'est plus comme cela aujourd'hui* » lui répondis-je.
« *Non, mais la douleur, ça fait toujours mal et puis je n'ai plus l'énergie d'avant* »
Je laisse quelques instants Georges tranquille car je le sens revenu en 43 ! C'est une opportunité pour continuer le voyage.

« *Bien, Georges, voyez, j'ai fait le maximum pour améliorer vos prothèses, tout va bien, elles sont bien réglées, vous ne devriez plus les sentir, nous pourrions en profiter pour augmenter les renforts, pour contrôler la douleur en cas d'attaque surprise.* »
Georges ne dit rien mais se prépare à aller chercher du renfort, son regard est combatif.
« *Georges, je viens avec vous, nous sommes en 43, maintenant, faisons comme si c'était la guerre, ça fait mal, il faut se débrouiller… Toute notre énergie est mobilisée pour éloigner la douleur, pour nous permettre de continuer, de manger, de courir, Georges, ressentons les bienfaits de l'énergie, revoyons*

les bons moments de cette époque pendant lesquels nous trouvions quelques instants de répit, ressentez cette force qui nous faisait avancer, prenez plaisir à gagner la bataille contre la douleur, avec votre courage, votre concentration, votre énergie, votre respiration, la douleur s'éloigne, laissez-la s'éloigner, Georges, comme à la guerre, continuons... »
Georges n'a pas fermé les yeux, il hoche la tête de temps en temps et me dit : « *Oui, je revois, c'était pas évident, tiens, je me rappelle quand on était...* »
Tranquillement, nous continuons le voyage, volontairement, je me joins à lui, fais comme si... Sans précipitation, je change de sujet.
« *Bien, Georges, gardons l'énergie et, heureusement, nous ne sommes pas en guerre mais toujours en bagarre contre la douleur, Georges, faisons une trêve...*»
Georges acquiesce et m'avoue que c'est bien quand même de se rappeler cette époque, les coups de feu, les bons moments, « *Cela m'a sans doute endurci* » me dit-il.
Sans que je le lui demande, il reconnaît que c'est une « *bonne technique* » pour se débrouiller avec ses douleurs, il peut même « *choisir ses moments* » ajoute-t-il en souriant, « *Je ne sens plus les douleurs...* » dit-il toujours en souriant. Presque spontanément, Georges s'est mis dans le mouvement de l'hypnosédation, voire de l'hypnoanalgésie – nous ne lui en dirons pas plus, laissons-le gérer ses douleurs avec la « *bonne technique* ».
Le compromis prothétique est toujours d'actualité mais Georges se sent plus confortable, je l'accompagne discrètement sur le terrain pour lui amener quelques renforts, mais seul, il défend parfaitement sa position, il réussit à maintenir la douleur à distance... Georges fait de l'hypnose sans le savoir, il a beaucoup de chance !

Rencontre 20 – Jean-François, n'ouvre pas la bouche !

Jean-François est mon patient rhumatisant « *de partout* », comme il aime à dire. Retraité, ancien directeur d'entreprise, ce patient très actif et investi dans le monde associatif, souffre effectivement de douleurs chroniques qui altèrent sa mobilité. En ce qui concerne les soins dentaires, peu d'ouverture buccale (le minimum !), juste ce qui permet d'intervenir à peu près confortablement sur les dents antérieures, mais qui rend plus incertain les soins

sur les molaires - nous avons justement une deuxième molaire inférieure à dévitaliser et à couronner, quel challenge !
Conscient de l'ouverture, Jean-François est très inquiet.
« *Cela ne va pas être possible, je peux pas ouvrir plus, et si je force, je vais m'étouffer, je n'arrive pas à respirer par le nez, tant pis pour la douleur, je me débrouillerai…* »
Jean-François est dans la négativité car, convaincu que l'intervention ne va pas être possible mais ne rejette pas la positivité en voulant se « débrouiller » avec la douleur.
Je connais bien ce patient, nous avons quelques points communs – originaires du centre de la France, sensibles à l'environnement, particulièrement à la protection de la faune. Jean-François est au courant de mon travail avec l'hypnose et, sans être demandeur, je le sais réceptif.
Il est déjà habitué à l'atmosphère hypnotique du cabinet.
Nous avons donc prévu de dévitaliser cette deuxième molaire inférieure.
Jean-François arrive comme à son habitude, cinq minutes avant le rendez-vous – rhumatisant douloureux et toujours volontaire.
En ouvrant la porte : « *Salut, tiens, votre fille m'a appelé pour décommander son rendez-vous car elle part quelques jours en Auvergne, elle a de la chance, j'irais bien…* »
Jean-François est au courant.
« *Ah oui, nous allons la rejoindre, en plus, j'ai le jardinier qui vient la semaine prochaine* » répond-il, déjà un peu parti…
Le patient s'installe pour quelques instants dans la salle d'attente et se met en quête de sa revue favorite «Géo».
En allant chercher Jean-François, nous restons en Auvergne, chez lui, à Maurs où il a sa maison de famille.
« *C'est quand même du boulot car vous avez un grand jardin, je crois ?* »
« *Oui, c'est même trop grand, mais c'est mon jardin* » dit-il en souriant (gardons le sourire pour la suite…).
J'installe Jean-François confortablement, en lui laissant toujours le choix de l'inclinaison, je la modifierai ultérieurement (laissons des initiatives au patient…).
« *Bien, alors nous nous occupons de notre molaire, ça va être cool, comme d'habitude* » dis-je pour lancer l'intervention.

« Avec vous, ça va toujours, mais là, c'est au fond » répond-il avec quelque inquiétude.
Pour cette intervention, mon intention est de potentialiser l'atmosphère hypnotique en travaillant plus formellement.
« Aujourd'hui, je sens mes articulations lourdes, c'est peut-être le temps » me dit-il pendant que je finis la préparation. Sa remarque m'induit l'envie de travailler avec une lévitation associée à la respiration.
« Jean-François, si cela vous convient, nous allons maintenant faire un peu d'exercice, ce serait bien pour les articulations »
Délicatement, entre le pouce et l'index, à hauteur du poignet, je saisis son avant-bras droit, qui était sur l'accoudoir.
« Jean-François, en prêtant attention à votre respiration – en inspirant-ex-

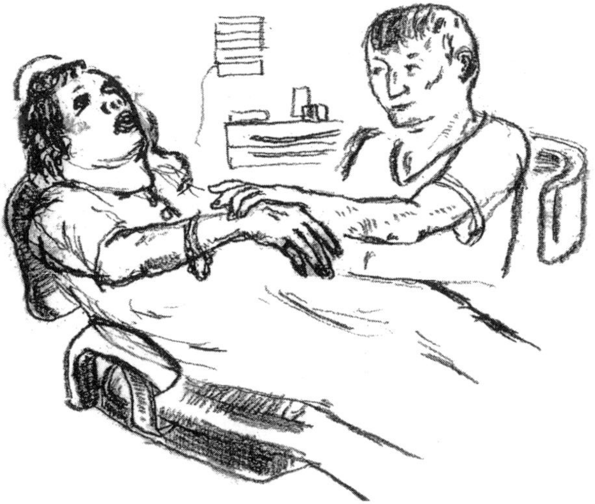

Légère, légère…

pirant tranquillement – j'aimerais que vous fermiez doucement les yeux et sentiez votre bras qui devient léger, qui se maintient sans difficulté, comme s'il était attaché à un gros ballon voilà, tranquillement, votre bras se maintient, léger…en inspirant-expirant, ressentez chaque partie de votre corps qui devient légère, ressentez la mobilité, la fluidité… »

Je laisse pendant quelques instants le patient dans cette douce dynamique, jouant ainsi avec le principe de contre-image : la légèreté, la fluidité opposées à la lourdeur de ses articulations, au manque de mouvement.
Tranquillement, Jean-François demeure dans les sensations en prêtant attention à son rythme respiratoire.
Je lui demande alors, en inspirant profondément, de laisser aller son bras où il veut, après avoir discrètement supprimé mon soutien physique, il conserve la suspension pendant quelques instants puis, doucement, il repose son bras sur l'accoudoir, en ouvrant les yeux et en se recalant sur le fauteuil.
En souriant, je recentre Jean-François sur l'intervention :
« *Tout est prêt, ne laissons pas attendre notre molaire…et puis, je pensais, si un jour, nous nous réincarnons, j'aimerais bien être un aigle, vous, vous pourriez être un hippopotame, ce serait bien…* »
« *Pourquoi un hippopotame ?* » me demande-t-il étonné.
« *Parce qu'il ouvre grand la bouche, c'est cool pour soigner une molaire.* »
« *Ah oui, alors, je suis un hippopotame, il n'y a plus de problème et après, j'irai jouer dans l'eau* » dit-il en riant (sourire tout à l'heure et maintenant rire…).
« *D'accord, vous êtes un hippopotame qui a la mâchoire montée sur roulement à billes, tout est arrondi, tout bouge facilement, tranquille en inspirant-expirant* »
A ce moment, en respirant plus bruyamment, Jean-François ferme sans précipitation les yeux (c'est lui qui décide…) et nous commençons l'intervention. Le patient ouvre légèrement plus la bouche avec, semble-t-il, moins de tension, il paraît concentré, peut-être en visualisation, peut-être dans l'imaginaire, aucune importance, il est dans l'action, sans doute un peu hippo !
« *C'est dur quand même…* » s'excuse-t-il en fin d'intervention.
« *Très bien, c'est fini, merci monsieur l'hippopotame, vous pouvez aller jouer dans votre jardin* » dis-je en riant.
Jean-François se laisse également aller à rire, dans le bien-être du « c'est fini ».

Je suggère alors au patient de rejouer avec ces sensations, la légèreté, la fluidité, la mobilité, la respiration, d'être hippo quand il en aura envie et de profiter des roulements à billes.
Nous avons déjà, avec Jean-François, travaillé l'hypnose médicale lors de

rendez-vous précédents, je connais son volontariat, je n'ai donc qu'à l'accompagner discrètement, il fait le chemin à sa guise.
En partant et toujours souriant, Jean-François ajoute :
« *Je vais me renseigner sur les hippopotames* »
« *Bonne idée, à la semaine prochaine. Au fait, pensez à mettre un point d'eau dans votre jardin…* » *(Rires)*

En quittant le patient, je valorise ses efforts et le bon déroulement de la séance afin de maintenir et d'amplifier le ressenti.

Rencontre 21 – Julie, j'aime pas le bruit…

Julie est une petite patiente de 12 ans qui supporte très difficilement certains sons, en particulier les tonalités aigües, suite à une infection des tympans vers l'âge de 8 ans. Elle est en cours d'appareillage et en attendant, elle s'adapte au quotidien.
Je reçois Julie pour quelques lésions carieuses et surtout pour des séances de prévention. Cette petite patiente n'a pas de réelle appréhension pour les soins - n'oublions pas qu'en entrant dans le cabinet, elle bénéficie de l'atmosphère hypnotique – par contre, la plupart des bruits qui font partie de notre environnement lui sont très inconfortables, en particulier, le bruit de la turbine, de l'aspiration et des ultra-sons.
Cet inconfort génère chez elle une tendance à l'évitement des soins, ce qui est parfaitement compréhensible.
La prévention et les conseils d'hygiène étant choses faites, nous devons traiter les lésions carieuses, bien évidemment, Julie est dans la réticence.
« *Et pour les bruits ?* » me demande-t-elle en espérant la solution.
Je lui réponds tranquillement en affinant mon plateau technique :
« *Nous allons faire 'comme si…'* »
« *C'est quoi, 'comme si'* » s'étonne-t-elle.
« *Dis-moi, comment voudrais-tu que tous ces bruits qui te dérangent soient pour que tu te sentes bien ?* »
Julie réfléchit quelques instants en regardant les arbres par la fenêtre, juste en face du fauteuil.
« *J'aimerais que ce soit comme quand les oiseaux chantent. Ceux du jardin*

de mes grands-parents, c'est comme quand j'écoute de la flûte, c'est doux, j'aimerais bien aussi que ce soit comme le bruit des vagues sur la plage… »
Je laisse Julie m'exprimer tranquillement ses « suggestions » et lui confirme que je suis dans l'écoute et la compréhension.
« *Je te comprends parfaitement, c'est sûrement plus mélodieux que mes bruits 'à moi'* » dis-je pour induire l'accordage.
Je propose alors à Julie de faire un jeu : de faire comme si elle était dans le jardin de ses grands-parents, de se mettre à l'écoute de tous les bruits qui l'entourent, de voir les oiseaux, de sentir les odeurs du jardin et, si elle en a envie, de me décrire le jardin et les oiseaux.
Julie a doucement et spontanément fermé les yeux, s'est calée confortablement dans le fauteuil et commence, sans précipitation, son « voyage » de petite fille de 12 ans.
« *Tu vois, le jardin, il y a plein d'arbres, des grands, des petits et puis, souvent y a des oiseaux noirs et blancs qui sifflent doucement, comme s'ils jouaient de la flûte, tu sais un peu comme de la musique pour s'endormir…y a aussi d'autres oiseaux, plus petits, un peu jaunes, des fois avec du noir mais quand ils chantent, j'ai pas mal aux oreilles, c'est bien, tu sais, ce sont pas les oiseaux de mon papi et de ma mamie, ce sont les oiseaux de la nature…* »
Je laisse Julie continuer son récit, dans son langage, dans ses détails, dans ce qui lui semble important pour qu'elle soit dans le ressenti.
« *Bien, Julie, fais comme quand tu y es, écoute, vois, sens, je t'accompagne, je connais ton jardin maintenant.* »
Julie, peu à peu, s'arrête de parler, je continue à suggérer le plus permissivement possible en ayant au préalable pris soin d'arrêter la musique d'ambiance du cabinet.
« *Voilà, tranquillement, profite du jardin.* »
« *Julie, tu vois, quand je vais soigner tes dents, tu iras dans le jardin avec les oiseaux, tu profiteras de ton jardin, tu écouteras les oiseaux.* »
« *J'aime bien aussi le bruit de la mer* » me dit-elle en se prenant au jeu.
« *Je sais, tu peux aussi faire comme si tu étais assise sur la plage, quand tout est calme et que tu profites du ronronnement des vagues, de la promenade de l'eau sur le sable, Julie, tu es sur la plage, écoute la mer, sens l'odeur de la mer, profite, laisse la mer s'occuper de toi, tranquille…* »
J'emmène ainsi Julie dans une autre visualisation pour favoriser peut-être

un effet double lien. Julie ira où elle a envie, une des deux visualisations sera sans doute préférée, peu importe, sachant qu'elle a choisi ses « lieux de sécurité ».

Nous avons donc consacré ce rendez-vous au jardin et à la mer et je propose à Julie de s'amuser à y retourner quand elle sera à la maison, en portant toute son attention sur les bruits qu'elle affectionne – le chant des oiseaux dans le jardin des grands-parents, le bruit de la mer qui joue avec le sable.

« *La prochaine fois, pour soigner mes dents, il n'y aura pas de bruits ?* » demande-t-elle pour être totalement rassurée avant de partir.

« *Il y aura ceux que tu aimes bien entendre.* »

Sur ces « bonnes paroles », je raccompagne Julie. Sa maman qui était dans la salle d'attente s'étonne de ne pas avoir entendu de bruit.

En souriant, je renforce l'atmosphère :

« *Vous n'avez pas entendu les oiseaux et la mer ?* »

Et Julie d'ajouter : « *Moi, je les entends...* ».

Nous nous quittons dans la positivité de cette dynamique pour revoir Julie et sa maman dans une semaine.

Le jour du rendez-vous, Julie me dit avoir passé du temps à entendre les oiseaux et la mer, et, en plus, elle a été chez ses grands-parents ce week-end :

« *J'ai entendu les oiseaux chanter, y en a plus que d'habitude* » me dit-elle tranquillement.

J'en profite pour la raccompagner discrètement dans le ressenti.

« *C'est bien, Julie, nous allons dans le jardin quand tu veux...* »

Nous intervenons sans précipitation et, malgré le bruit de la turbine et de l'aspiration, les soins se déroulent confortablement avec, malgré tout, quelques pauses « oiseaux-mer » pendant lesquelles je ratifie le voyage.

« *Julie, écoute le chant des oiseaux, chaque bruit du jardin que tu aimes, écoute avec plaisir...* »

En travaillant ainsi, nous allongeons sensiblement le temps opératoire mais au bénéfice d'un réel confort de travail et d'une bonification de la relation patient-praticien.

Julie m'apprend qu'en écoutant les oiseaux chez ses grands-parents – c'est ce qu'elle préfère apparemment – elle supporte mieux certains bruits à l'école, à la maison ou même dans la rue.

« C'est bien, continue à être avec les oiseaux. »
Elle trouve ainsi une aide pour sa vie quotidienne, en s'offrant le luxe d'avoir son lieu de sécurité, son « jardin secret » pour y puiser certaines ressources et se créer inconsciemment une façon de vivre.
En ce qui concerne les soins dentaires, Julie s'est installée dans la tolérance des bruits du cabinet, ce qui favorise une certaine quiétude opératoire. Au fait, nous n'avons jamais parlé d'hypnose à Julie et c'est très bien !

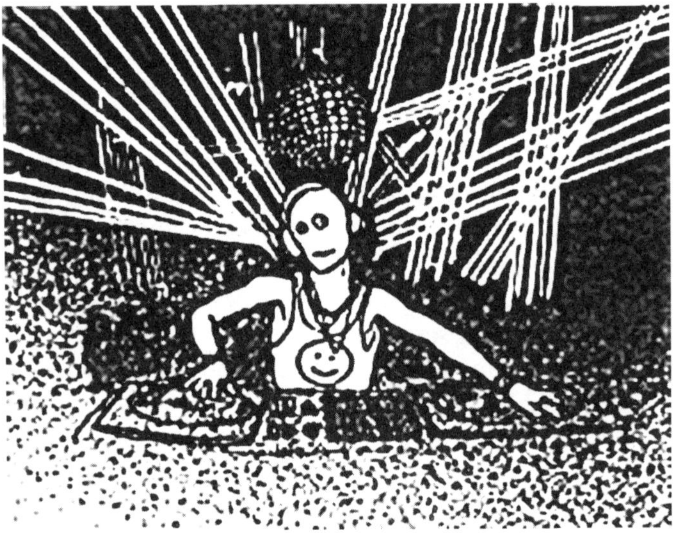

Ici, mais ailleurs…

Rencontre 22 – Thérèse, je ne supporte pas…

Cette patiente consulte depuis peu au cabinet et m'a été adressée par une de ses amies que je traite également. Sans être phobique des soins dentaires, elle a une aversion pour tout contact médical sur son corps.
Lors du premier rendez-vous, elle me fait remarquer, en insistant fermement, qu'il est difficile de la soigner :
« Même pour faire un massage, je ne supporte pas, alors que c'est pour être bien, alors vous voyez… » m'avoue-t-elle à titre d'encouragement !

Thérèse n'a pas apparemment de problème de santé, si ce n'est un diabète « léger » traité, et la prise d'antidépresseurs prescrits il y a quelques mois, à titre de prévention, sur les conseils de son médecin traitant… Thérèse m'informe également de sa grande réticence à supporter des instruments en bouche.

« *Je sais pourquoi* » me dit-elle. « *Quand j'avais 12 ans (elle en a 65…), j'ai failli mourir étouffée par un noyau de pêche, c'était affreux, je suis allée à l'hôpital, je m'en rappelle encore comme si j'y étais…* »

« *Je me rappelle aussi, plus tard, j'avais du mal à embrasser mon petit ami, alors les dents, vous pensez…* »

Je laisse Thérèse parler, en me contentant d'acquiescer et de lui signifier ma compréhension :

« *Je comprends parfaitement ce traumatisme et ses conséquences* ».

Thérèse me propose alors de prendre des « calmants » pour rester tranquille.

« *Pour que ça aille mieux, il faudrait pas que je sois moi-même, vous comprenez ?* » me suggère-t-elle. Toujours dans l'écoute pour établir la confiance et l'accordage, je ressens dans le moment, l'envie de poser cette question :

« *Qu'auriez-vous aimé faire, quand vous aviez 12 ans et que vous avez failli vous étouffer avec le noyau de pêche ?* »

« *Si j'avais pu le projeter à l'extérieur ou alors s'il avait pu couler tout seul, si j'avais pu l'avaler comme font les oiseaux, tiens, comme les pélicans, mais, à cette époque, je me suis contentée de crier et de pleurer*».

Je laisse Thérèse quelques secondes dans ses solutions de secours et je ratifie ses suggestions.

« *Thérèse, vous pouvez maintenant faire comme si vous l'avaliez sans difficulté ou comme si vous le rejetiez à l'extérieur, tranquillement, mettez-vous dans ces actions.* »

Thérèse me regarde bizarrement, j'insiste alors sans précipitation :

« *Oui, ici et maintenant, voyez si vous pouvez…* »

Malgré quelques réticences, sans doute un peu de gêne pour se laisser aller, Thérèse fait comme si elle avalait, comme si elle amplifiait le mouvement, toujours en me regardant d'un air interrogateur, comme pour dire « *c'est comme ça..* ».

« *Laissez-vous aller, vous êtes avec le noyau de pêche, vous contrôlez parfaite-*

ment la situation, faites ce qui vous semble le mieux, faites ce dont vous avez envie, tranquillement… »
Je me tais pour laisser la patiente dans son ressenti et soudain Thérèse mime l'action de recracher brutalement.
« *Voilà, je préfère le rejeter, c'est mieux comme ça, je le sens mieux, cela me libère…* » me dit-elle toujours dans l'action.

Thérèse a répondu positivement à cet exercice qui lui permet d'appréhender un ancien traumatisme, elle s'est offert du mouvement, elle est devenue actrice plutôt que victime, elle a repris la main dans une situation inconfortable.
Thérèse étant dans le volontariat, je lui propose également de travailler avec la respiration pour faire circuler le calme, l'apaisement, la fluidité dans son corps – avec chaque inspiration, avec chaque expiration. L'exercice de la vague de calme, d'apaisement, de fluidité qui traverse et diffuse dans le corps semble parfaitement adapté.
C'est un exercice que j'affectionne et qui s'avère toujours bénéfique pour les patients et pour soi-même.

Thérèse m'interroge alors :
« *J'ai jamais fait ça chez le dentiste, ce sont des nouvelles techniques ?* »
Cette question me semble la bienvenue, j'en profite pour présenter l'hypnose médicale à Thérèse, n'hésitons pas, elle est dans la demande !
La patiente est intéressée, et je sens qu'elle a envie de dire « *ça marche !* ». Elle ne le dit pas mais, peu importe, laissons le résultat s'installer, elle se contente de remarquer avec soulagement :
« *Je me doutais que c'était de l'hypnose, j'ai vu une émission qui ressemblait à ça à la télé.* »

Nous avons donc consacré cette séance aux exercices et en raccompagnant Thérèse, je l'invite à refaire ce travail chez elle.
« *C'est comme un entraînement, comme en sport.* » me dit-elle alors.
Je lui réponds en souriant : « *C'est ça, c'est comme un entraînement, comme en sport, à la semaine prochaine, entraînez-vous bien…* ».

Au rendez-vous suivant, nous avons retravaillé la respiration en faisant circuler la vague de calme, d'apaisement, de fluidité. Thérèse m'informe qu'elle a refait les exercices.

« *Pour le noyau de pêche, c'est un peu dur quand même* » dit-elle sur un ton d'excuses.
« *Très bien, encore un peu d'entraînement, laissez venir, n'attendez pas, tout va se faire tranquillement* ».
Avec cette réponse, je lui propose de débuter les soins, moins de réticences, mais le cœur n'y est pas !
Nous sommes dans la confiance et le volontariat, mais le temps n'a pas encore fait son travail, je profite alors du caractère non urgent de la situation clinique pour proposer à Thérèse une « pause ». Je lui suggère de prendre du recul et de m'appeler quand elle se sentira mieux avec le noyau de pêche, l'entraînement aidant. Thérèse est d'accord.
Elle m'appelle 15 jours plus tard pour me dire qu'elle était prête et qu'elle désirait un rendez-vous – le rendez-vous est fixé pour le lendemain (ne la faisons pas attendre...). En association avec les exercices, nous avons pu travailler dans de meilleures conditions, en prenant soin de ne pas réaliser une séance trop longue (15 à 20 minutes).
Je continue à accompagner Thérèse en lui proposant des exercices « d'entraînement » où elle peut gagner en confiance, calme et sérénité. Tranquillement, les séances s'allongent – nous avons réalisé une séance de 45 minutes, sans difficultés !

Thérèse m'avoue qu'elle ressent, avec les entraînements, une amélioration de qualité de vie, qu'elle prend plaisir à travailler en autohypnose.
La patiente est volontaire pour poursuivre son voyage (c'est bien !), prêtons simplement attention au fait qu'elle soit demandeuse de séances d'hypnose. Ce peut être un risque d'échec dans la mesure où elle devient dépendante du praticien, en l'occurrence moi-même.
L'objectif, dans l'approche hypnotique, est de se cadrer dans une « thérapie brève » - 2 à 3 séances sont souhaitables.
Dans un tel contexte, j'intensifie les suggestions d'exercices simples d'autohypnose en demandant à la patiente ce qui lui ferait plaisir de travailler et en insistant bien sur le fait que, comme en sport, c'est elle qui fait tout le travail, quand elle est dans l'action, c'est elle qui est dans le mouvement, pas l'entraîneur...

Thérèse est actuellement sur ce chemin...je me fais de plus en plus discret.

Rencontre 23 – Pierre, j'ai trop mal !

Pierre est un de mes patients, qui voyage beaucoup et passe la plupart de son temps à l'étranger, toujours entre deux avions. Il me téléphone un mardi en fin de journée, venant d'atterrir à Roissy :
« *Il faut que je vienne de suite, j'ai une rage de dent, et en plus, je repars demain en fin de matinée.* »

Sans attendre, je lui donne rendez-vous dans une heure, le temps pour lui de venir de l'aéroport. Je modifie alors en urgence mon agenda pour assurer le rendez-vous de Pierre, qui arrive, très énervé et, comme d'habitude, dans la précipitation.
« *J'ai trop mal* »
« *T'es déjà là, t'es tombé de l'avion, t'avais tellement envie de me voir* » lui dis-je sur le ton de la plaisanterie.
« *Et ça te fait rire !* » me rétorque-t-il en souriant lui aussi
Ne perdons pas de temps, plus Pierre sera dans la dissociation, mieux ce sera.

En l'accompagnant dans le cabinet et pendant qu'il s'installe (il connaît bien les lieux), je lui demande :
« *T'étais où déjà ?* »
« *Au fin fond de la Roumanie, c'est quand même mieux ici* » répond-il en prenant ses marques dans le fauteuil.
J'ajoute toujours en souriant : « *Tu vois, t'as bien fait de revenir...* »
Nous n'avons pas encore parlé de dent, ni de douleur.
Pierre relance le sujet :
« *Je ne sais pas comment tu vas faire mais je ne peux pas toucher ma joue, j'ai très mal à la molaire en bas à droite.* »
Pierre est vaguement au courant de mon intérêt pour l'hypnose mais, évoluant dans un contexte très cartésien, il n'a jamais été partant pour aller au-devant du ressenti. En tenant compte de cet état d'esprit et sans lui parler hypnose, je décide d'activer la dissociation.
« *Tu vas m'aider pendant que je finis de préparer, tu es arrivé trop vite...* »
Je prends alors du gel anesthésique (le plus efficace !!), lui en applique sur la paume de sa main droite et masse légèrement.
« *Avec ce produit, ta main droite est endormie, tu vas tranquillement, en fermant les yeux, poser la paume de ta main sur ta joue droite, voilà, pose ta*

main et sens le contact de ta main qui dort sur ta joue, en inspirant-expirant, laisse aller ta main qui dort dans ta joue. »

Pierre est dans une certaine réticence mais aussi dans une attente de soulagement (avec sans doute plus d'attente que de réticence, à nous d'en profiter…) :

« *Avec cette douleur, ma joue est très sensible, comme électrisée, tu comprends ?* »

Je lui fais signe que oui.

« *Je comprends, Pierre, en inspirant-expirant tranquillement, laisse reposer toute ta main qui dort sur ta joue, laisse passer le gel qui endort ta main dans ta joue, ressens l'insensibilité de ta main qui passe dans ta joue… Pierre, laisse circuler cette vague d'insensibilité vers ta joue, cette insensibilité qui neutralise tout contact, toute sensation…en inspirant, l'apaisement s'installe, en expirant, il circule dans ta joue.* »

Je maintiens ainsi Pierre dans cette suggestion sensorielle et sans précipitation, je commence l'intervention en réalisant l'anesthésie.

« *Pierre, nous allons nous occuper de cette molaire, nous allons maintenant l'endormir en profitant de l'insensibilité de ta joue, inspire-expire à ton rythme, laisse ta main sur ta joue, maintiens l'insensibilité.* »

Pierre est concentré sur le contact de sa main sur sa joue et me laisse faire l'anesthésie loco-régionale sans opposer de résistance.

Nous sommes dans un contexte de douleur aigüe intense, il ne s'agit pas, avec l'hypnose, de travailler « sans filet », c'est-à-dire sans anesthésie, mais, au contraire, d'associer le ressenti hypnotique et l'anesthésie pour en potentialiser les effets et créer une atmosphère favorable à une intervention sereine.

Ayant conscience de la douleur violente que ressent le patient, je complète mon anesthésie loco-régionale pour affirmer l'insensibilité. L'anesthésie s'installe pendant que je maintiens Pierre dans le contact « main-joue » et lui explique l'objectif de l'intervention :

« *Nous allons neutraliser ta dent, y installer l'insensibilité pour lui permettre de guérir, nous allons la désinfecter, la soulager, la renforcer, tu vas te contenter de ne penser qu'à ta respiration –inspire-expire – et, quand tu le voudras, tu pourras reposer ta main, l'insensibilité est maintenant installée dans toute ta joue et dans ta dent, tranquillement, tout va bien, tout est endormi…* »

Pierre est centré sur sa respiration, connaissant sa curiosité et son côté « bricoleur », je commente l'intervention, en « métaphorant » quand je le sens, en mettant un zeste d'humour et en renforçant Pierre dans le ressenti, sans chercher à savoir où il est, ce qu'il pense.
« OK, tout va bien, nous avançons bien, voilà, c'est bien, tranquillement... »
Je termine mon acte opératoire après environ 1 heure de travail (traitement canalaire de la première molaire inférieure droite).
Pierre s'est installé dans l'insensibilité, dans le calme, à aucun moment, je n'ai fait allusion à la douleur, ou favorisé une question relative à cette douleur. Nous sommes restés dans la dynamique opératoire avec, comme objectif, le soulagement, la guérison.

En fin d'intervention, j'invite Pierre à reposer doucement sa main droite sur sa joue pour maintenir l'insensibilité et permettre à la chaleur bienfaisante de continuer à circuler dans sa joue, je le laisse quelques minutes encore dans l'action du ressenti.
L'intervention est terminée, je confirme à Pierre que tout s'est bien passé, que nous avons fait ce qu'il fallait pour que sa dent retrouve la pleine forme et, en changeant de sujet, je lui demande :
« Tu vas où demain ? »
« Je ne vais pas loin, je vais en Angleterre. »
« C'est presque la banlieue » dis-je en souriant. *« Au fait, si ta dent te chatouille, c'est normal, elle va travailler un peu, si tu en ressens le besoin, prends un 'petit' calmant, sinon, laisse ta dent faire son boulot, de toute façon, tout va bien. »*

Je raccompagne Pierre en maintenant l'ambiance de guérison et en lui suggérant de rejouer avec sa main, sa joue et sa respiration, s'il en a envie, chez lui, en Angleterre, dans le train, où il veut, je le laisse faire.

Pierre a téléphoné le lendemain d'Angleterre pour me dire qu'il sentait un peu sa dent travailler mais qu'il la laissait faire. Je lui ai dit de continuer ainsi, que tout allait bien.
Pierre accepte le travail de sa dent, laissons-le dans cette atmosphère, il maintient son ressenti hypnotique, sans le savoir, c'est bien !

Chaque rencontre clinique (ou autre) est une nouvelle expérience de res-

senti hypnotique si nous sommes dans sa recherche et si nous vivons l'atmosphère hypnotique.
Chaque échange, chaque conversation peut être l'occasion d'une induction, d'une suggestion, d'une dissociation, d'une métaphore, peut-être l'opportunité de faire du tourisme hypnotique pour découvrir de nouvelles sensations ou pour les affirmer.

Chacune des rencontres que nous venons de faire est un exercice : quand tu recevras un Henri qui n'aime pas les piqûres (rencontre 14), un Patrick qui veut savoir (rencontre 10), un Pierre qui a très mal (rencontre 23), crée « ton atmosphère hypnotique » et consolide ton expérience.

Un petit exercice quand même !

> **Exercice 66 – L'atmosphère, toujours…**
> **Avec chacun de tes patients, fais vivre l'atmosphère hypnotique en t'adaptant au contexte, fais travailler ton imaginaire, ton improvisation, ton instinct…**

N'OUBLIONS PAS, IL FAUT :

- *Ecouter*
- *Entendre*
- *Imaginer*
- *Improviser*
- *Laisser faire*

Je voudrais travailler dans un monde de rêve où l'on ne vendrait que des choses imaginaires.
Pierre Dac

Quelques réflexions…

Nous avons, depuis que nous sommes ensemble, vagabondé sur les chemins hypnotiques, découvert de nouveaux paysages, pris plaisir à les contempler, emmagasiné des images, à voir et à revoir. Aussi, j'aimerais, à cette étape du voyage, faire avec vous l'inventaire de nos bagages, avons-nous pris tout le nécessaire pour nos escapades aussi nombreuses que variées ?
Peut-être serait-il judicieux de réétudier certains itinéraires sachant qu'il peut nous arriver d'être seul sur la route…

En parlant d'itinéraire, je ne vous ai pas, volontairement, proposé en détail celui des neurosciences. Bien que les avancées scientifiques permettent aujourd'hui d'offrir à l'hypnose une reconnaissance médicale indiscutable, il n'est cependant pas nécessaire de connaître le fonctionnement d'un volcan pour en admirer la beauté… Et que dire du moine shaolin capable, avec l'aide de sa « méditation hypnotique », de maîtriser une douleur intense, de décupler ses capacités physiques, de faire preuve d'une force mentale surprenante, sans se préoccuper des incidences cérébrales de son ressenti… Que dire du chamane qui assure, avec succès, l'accompagnement des personnes venant « consulter » pour être dans la guérison ; son empathie totale avec la nature, l'éloigne sans doute du monde scientifique…
Dans la recherche « modeste » de ces ressentis, faisons malgré tout quelques pas sur le chemin des neurosciences qui ont effectivement transformé l'hypnose en hypnose médicale, lui ont ouvert la porte des centres hospitaliers antidouleur, lui ont permis de faire partie intégrante d'un protocole opératoire chirurgical en médecine et en odontologie.

Les travaux, entre autres de Faymonville, de Maquet et de Rainville, apportent des éléments scientifiques indiscutables pour mieux « comprendre » le processus hypnotique. La tomographie par émission de positions (T.E.P.) et l'imagerie par résonance magnétique fonctionnelle (I.R.M.F.) sont des méthodes d'investigation de choix en neurosciences qui permettent d'établir les incidences cérébrales spécifiques à l'état hypnotique.
Notons également que l'étude approfondie des fonctions telles que l'éveil et l'engagement attentionnel sélectif mais aussi celle des émotions et de la mémoire, éclairent le pourquoi et le comment du ressenti hypnotique. Certains d'entre vous vont peut-être avoir envie d'aller plus loin sur la route des recherches, c'est très bien, des guides expérimentés peuvent vous y accompagner…mais j'aperçois le sentier du ressenti, là, tout près, reprenons-le et pourquoi si vite ?

Tout simplement, pour mettre notre esprit toujours trop cartésien au repos, afin de profiter intensément des sensations du voyage sans vouloir comprendre pourquoi nous sommes émerveillés, pour tout simplement profiter, prendre plaisir, être dans le paysage…

Tout « simplement » pour percevoir au loin le ressenti du moine shaolin, du chamane, pour travailler avec nous-mêmes pour contrôler un contexte de crise ou de douleur.

Tout simplement, pour extérioriser nos ressources, pour entraîner notre mental et lui donner ainsi la possibilité de s'exprimer, pour être tout simplement…

Exercice 67 – Comment et pourquoi
Entraîne-toi à ressentir et à réfléchir après…

Exercice 68 – Pourquoi et comment
Projetons-nous dans la beauté d'un paysage, dans une sensation agréable : répertorions toutes les incidences de ce moment agréable sur notre organisme, cherchons à les expliquer et à les analyser ;
Sommes-nous toujours dans le même ressenti ?

Si cela vous convient, nous pourrions dire que la recherche scientifique est un voyage où, comme pour tout voyage, il convient d'être dans l'action, dans le mouvement, ainsi, les chercheurs sont sans doute dans le ressenti hypnotique lorsqu'ils se suggèrent de nouvelles orientations ou visualisent les résultats espérés...

Etre dans le mouvement pour décider, pour agir, pour changer d'attitude mais aussi pour finir par ne rien faire – ne rien faire, comme nous le proposent François Roustang et Gaston Brosseau.

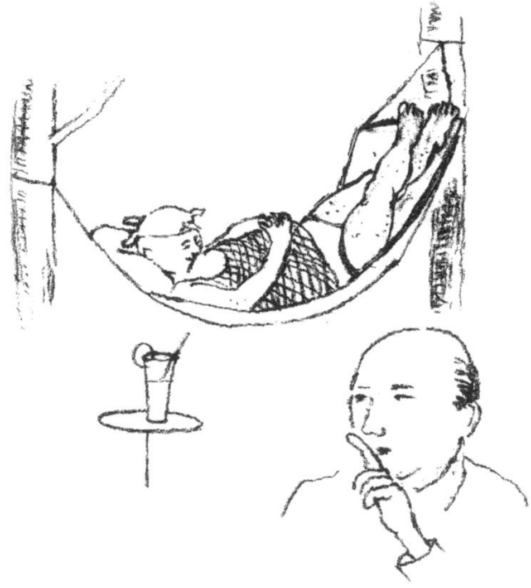

Sans rien faire...

Etre dans le mouvement et ne rien faire, c'est tout le paradoxe de l'hypnose où effectivement, quand nous nous mettons dans l'action, il faut savoir laisser faire, laisser s'installer les effets du mouvement en lui permettant de vivre, de s'exprimer. Nous sommes juste là pour maintenir le mouvement et être suffisamment patient pour attendre les résultats sans les compromettre, c'est-à-dire, très souvent, en ne faisant rien...

Le mouvement est également intimement lié aux sensations, à notre sensorialité, à nos émotions, à nos cinq sens, le visuel, l'auditif, le kinesthésique, l'olfactif et le gustatif – l'incontournable V.A.K.O.G., omniprésent dans le ressenti et dans la littérature hypnotique.
C'est encore avec nos cinq sens que nous sommes à l'écoute de nous-mêmes, de l'autre et de notre environnement, ils assurent notre communication au quotidien. Travailler avec sa sensorialité, c'est autoriser la dynamique dans le processus hypnotique en nous offrant la possibilité d'induire, de focaliser, de visualiser, de dissocier, de métaphorer, d'être dans la réceptivité.

Etre à l'écoute, dans la compréhension, dans l'action et dans le «ne rien faire» impose de maintenir toute notre sensorialité en éveil, ce qui nous permet, dans notre exercice clinique, d'établir une relation équilibrée et constructive avec le patient.

Se mettre dans le changement d'attitude, c'est être capable de modifier cette sensorialité pour bonifier un comportement ou un contexte. En hypnose, nous pouvons faire abstraction d'un ou plusieurs de nos sens ou au contraire les potentialiser.
N'est-ce pas ce que nous demandons à nos patients quand ils doivent, par exemple, neutraliser une peur ou une phobie ? Nous retrouvons cette approche dans nos rencontres cliniques (rencontre 9, Colette, rencontre 18, Prosper).

Lorsque nous travaillons en autohypnose, c'est-à-dire sans entraîneur, les règles du jeu sont les mêmes que lorsque nous sommes avec le thérapeute. Exercer seul ton ressenti peut paraître (au début) contraignant mais, plus tu fais le pas rapidement, plus les effets sont spontanés et bénéfiques.

Modifier sa sensorialité, c'est aussi ce que nous faisons pour définir, pour qualifier et pour gérer une douleur, qu'elle soit aigüe ou chronique.
Je n'insisterai jamais assez sur le fait que, pour prétendre accompagner efficacement un patient dans le contrôle hypnotique de la douleur, il est indispensable d'avoir expérimenté cette approche pour soi-même – repensons au parcours d'Erickson. De l'humilité, toujours de l'humilité, nous

ne ressentons jamais vraiment ce que l'autre éprouve, nous ne sommes que dans une approximation, une appréciation dépendante de notre sensorialité, contentons-nous (et c'est déjà beaucoup...) d'affiner notre adaptation, le patient va également s'adapter!

En nous mettant en empathie avec cette réflexion, notre exercice clinique est conditionné par une relation à la douleur que je qualifierais « d'imperméable ». Soyons à l'écoute, dans le recevoir, dans la compréhension mais évitons d'être dans la compassion susceptible d'induire un sentiment de « faiblesse » ; face à la douleur, la compassion potentialise l'émotion.
Le guerrier est dans son combat, sans penser aux conséquences...le sportif est dans sa compétition, sans se soucier des risques d'accident...

Toute proportion gardée, nous menons un combat contre la douleur, il faut « s'endurcir » en se positionnant dans une certaine insensibilité tout en sachant utiliser les informations transmises par le patient. N'oublions pas que la douleur est toujours associée aux émotions, qui envahissent chacun d'entre nous.

Les émotions décuplent les effets de la douleur, en augmentent le ressenti, il est donc nécessaire de rester à l'écart, de prendre de la distance pour les contrôler, les atténuer et pourquoi pas les supprimer.
Comme le stress, une certaine dose d'émotion est bénéfique mais ne la laissons pas prendre la main, l'émotion doit nous stimuler et non pas nous immobiliser – pas de mouvement, pas de voyage hypnotique.

Bonne idée de suggérer que les émotions ne doivent pas nous immobiliser mais nous ne pouvons pas, à l'évidence, les supprimer totalement puisqu'elles sont le fondement de notre existence, alors, laissons-les venir et positionnons-nous dans un contrôle permanent, en évitant toute emprise émotionnelle. Imaginons-nous dans un combat de boxe, l'émotion nous fait baisser la garde...elle induit une certaine vulnérabilité, à nous de faire face et d'adapter notre comportement à l'émotionnel, la garde haute... En parlant émotion et ressenti, que penser, au Moyen-Âge, de la princesse dans son château qui attend le retour de son chevalier parti au combat depuis des semaines, sans nouvelles et sans possibilité d'en avoir, elle navigue entre les

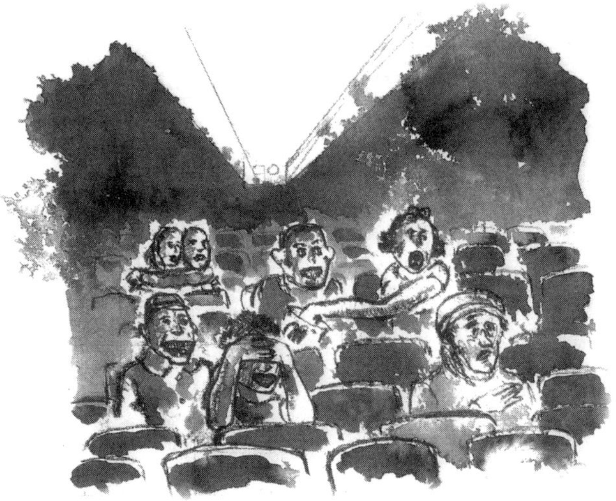

Ciel !

émotions et les espoirs du retour. C'est un fragile équilibre mais, n'est-ce pas une perception hypnotique où l'espoir s'impose, elle visualise, se dissocie de l'émotion négative, se suggère le bonheur des retrouvailles ; elle se crée un monde où le passé, le présent et le futur se confondent, dans l'attente de l'instant.

Exercice 69 – Comme avant
Sans aucun moyen moderne de communication, soyons, pendant quelques instants, la princesse. Laissons venir et habitons les sensations…

Exercice 70 – Le ballon d'émotions
Installe-toi tranquillement, confortablement et prête maintenant attention à ta respiration…doucement, ferme les yeux et imagine, à côté de toi, une nacelle accrochée à un ballon gonflé à l'hélium, tu retiens le ballon avec une corde et tu l'observes qui danse au gré du vent. Quand tu le souhaiteras, charge la nacelle de toutes tes émotions, mets-y le maximum d'émotions, vois où elles se placent,

empile-les dans la nacelle, prends le temps de charger la nacelle… chacune de tes émotions trouve sa place, prends plaisir à les positionner, sans précipitation. Regarde maintenant le ballon, toujours en mouvement, ce ballon de la couleur que tu aimes, de la forme que tu as choisie, prends plaisir à te mettre dans le mouvement du ballon… Bien, et quand tu le sentiras, doucement, lâche la corde et vois le ballon, la nacelle, tes émotions qui, tranquillement, s'élèvent dans les airs, vois tes émotions s'éloigner avec chaque inspiration, avec chaque expiration, laisse-les s'éloigner, vois au loin… Et maintenant, le ballon, la nacelle, tes émotions ont disparu, inspire profondément et, doucement, ouvre les yeux, tranquille, léger, prends plaisir, inspire-expire…

Exercice 71 – L'aigle

Installe-toi confortablement, voilà, tranquillement et, en prêtant attention à ta respiration, ferme doucement les yeux…bien, tu es maintenant l'aigle, tu prends de la hauteur, tu évolues dans ton territoire, dans l'endroit que tu as choisi, tu survoles, tu domines dans la puissance, le silence, le calme, prends plaisir loin de toute agitation, de toute émotion, laisse-toi aller dans la confiance, dans l'indifférence au monde extérieur, tout en étant attentif, en observant à distance…tu domines la situation…laisse-toi porter au gré des courants…plane avec plaisir…

Quand cela te conviendra, tranquillement, en inspirant profondément, en conservant les sensations, pose-toi, tu ouvres doucement les yeux, tu conserves le calme, la sérénité, la puissance, l'indifférence, la légèreté, le bien-être…inspire-expire…

Exercice 72 – Modifie ta douleur

Tu es dans un contexte douloureux, tu ressens une douleur, alors, tranquillement, installe-toi confortablement et, en ne prêtant attention qu'à ta respiration, inspire-expire, ferme doucement les yeux… Vois maintenant comment tu pourrais représenter ta dou-

leur, peut-être une forme, une couleur, une image, représente-toi cette douleur, tranquillement, habite cette représentation que tu as choisie, fais corps avec elle…en inspirant-expirant. Quand tu le sentiras, modifie cette représentation pour qu'elle te soit plus agréable, peut-être même éloigne-la et, pourquoi pas, oublie-la… Installe-toi dans ces sensations de changement, d'éloignement, d'oubli, de confort, peu importe, laisse venir ton ressenti…
Tranquille, inspire-expire, modifie tes sensations, tu contrôles, positionne-toi dans le confort, la sensation de bien-être, habite le mouvement du changement. Laisse venir, reste dans le mouvement…une forme agréable, une couleur qui te plaît, une belle image, bouge avec plaisir…
Quand tu en auras envie, en inspirant profondément, garde le confort du changement, conserve les sensations, doucement ouvre les yeux…inspire-expire…

Avec les exercices, nous nous entraînons à rencontrer le ressenti hypnotique et, très souvent, pour ne pas dire toujours, la respiration est de la partie, et pourquoi ? Sans doute parce qu'elle est indispensable pour vivre mais aussi parce qu'elle induit spontanément le lâcher-prise et le mouvement.

Travailler avec sa respiration, c'est prendre conscience de son corps, c'est pouvoir sortir de son corps, c'est se mettre à côté de son corps, c'est pouvoir jouer avec la douleur – avec une forte expiration, ou avec une succession de petites expirations saccadées et forcées, tu peux déstabiliser la douleur, l'éloigner, l'évacuer.
En compagnie de la respiration, tu retrouves la tranquillité, la sérénité, la fluidité, la légèreté, autant d'éléments qui jalonnent le chemin hypnotique.
La respiration permet de commencer un exercice dans un bien-être optimum et de le terminer dans le maintien du ressenti. Sans être une nécessité absolue, le recours à la respiration est une possibilité naturelle à ne pas négliger, en particulier dans un contexte d'urgence odontologique où elle induit conjointement le retour au calme et la dissociation.

La respiration est naturelle, l'hypnose est définie comme un état naturel, leur rencontre est inévitable ! Toutes deux peuvent être stimulées et travaillées, laissons-les voyager ensemble…

La respiration induit le lâcher-prise, c'est une bonne chose car il est indispensable pour se mettre dans le mouvement hypnotique et percevoir la transe. Le lâcher-prise, c'est sortir de son environnement, c'est se mettre à côté de soi et, pourquoi pas, se regarder marcher, même si, comme disait Auguste Comte, « on ne peut pas se mettre à la fenêtre pour se voir passer ». C'est quand même ce que nous recherchons dans la visualisation…mais avant de pouvoir s'amuser à contredire Auguste Comte, il faut s'entraîner et s'entraîner encore… Alors, quel plaisir de se voir passer en regardant à la fenêtre ! Quel plaisir de voir sa douleur s'éloigner par la fenêtre…

Ne cherchons pas à expliquer ce que nous voyons à la fenêtre, nous sommes peut-être en transe, « contentons-nous » de voyager avec elle, de voyager naturellement avec plaisir, de laisser le lâcher-prise s'exprimer, sans prêter encore une fois attention aux pourquoi et aux comment.
Sans chercher à comprendre la transe, nous pourrions dire qu'elle est aussi naturelle que l'hypnose puisqu'elle en est l'expression. Absorbés dans un livre passionnant, nous sommes en transe, portés par une ambiance musicale effrénée, nous sommes en transe, concentrés sur un travail complexe, nous sommes encore en transe. Et que dire d'une foule en colère, des religieux qui respirent leurs incantations, des rituels chamaniques, sans doute des états de transes, parfois même profonds.
Chacune de ces situations permet d'être en marge de son environnement, d'être dans le lâcher-prise, d'être dans des occupations plus ou moins prenantes alors, laissons s'exprimer la transe et profitons sans raisonner…

Tous nos exercices induisent le lâcher-prise, à chacun d'y trouver ce qui lui convient ou non, peu importe, prêter attention à l'exercice, c'est déjà un lâcher-prise…laisse venir sans attendre de résultat, c'est sans doute le meilleur moyen pour réussir le voyage.

Et peut-être, pour aller plus loin (dans le voyage), le lâcher-prise, ce pourrait être « d'être tout simplement », être sans se poser de questions, « je suis

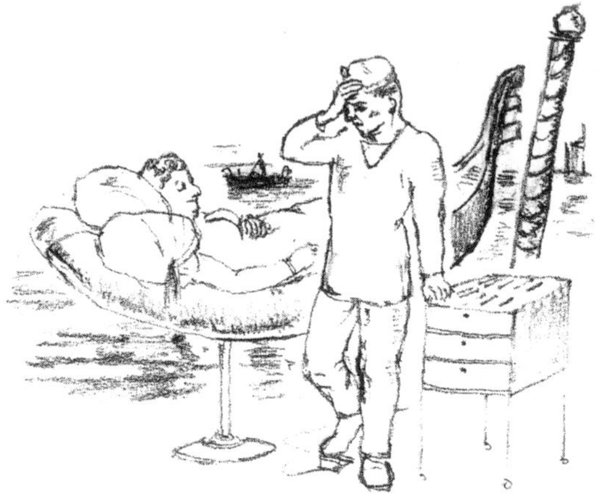

Quel voyage !

comme je suis » comme dirait François Roustang, c'est déjà tout un programme !
Etre tout simplement, c'est s'accepter, c'est accepter les situations que nous rencontrons et se mettre en mouvement pour les gérer en changeant le contexte.
Nous retrouvons cette dynamique en hypnose, alors, contentons-nous d'être et de laisser venir pour agir…

Exercice 73 – Respire
Contente-toi, pendant quelques instants de ne penser qu'à ta respiration – inspire-expire – contente-toi d'être ta respiration, de sentir l'air qui traverse ton corps, d'être simplement, inspire-expire tranquillement, chaque partie de ton corps, chaque cellule de ton corps profite de ta respiration, en inspirant-expirant, profite, avec plaisir, des sensations, le calme, la fluidité, la légèreté, ressens le mouvement de l'air dans ton corps, tranquille, laisse ta respiration exister, tu es ta respiration, laisse faire…quand tu le voudras, avec une inspiration profonde, laisse ta respiration continuer le voyage…

Exercice 74 – Sois
Contente-toi d'être, tout simplement, je te laisse faire...

Exercice 75 – Sois bien
Entraîne-toi à être bien dans ta peau, je te laisse faire...

La réflexion scientifique, le lâcher-prise, les émotions, le « ne rien faire », la douleur, le mouvement, en un mot, la vie, c'est encore mieux avec de l'humour, avec du rire, qui permettent de déjouer, d'atténuer, voire de supprimer les émotions et les tensions.
Nous avons vu, dans nos rencontres cliniques, que l'humour est associé au ressenti hypnotique mais pour qu'il puisse s'exprimer avec positivité, il a besoin de moyens. Partons du principe selon lequel l'humour fait partie intégrante de notre arsenal thérapeutique, certes, nous n'avons pas tous le sens de l'humour, peu importe, allons à sa rencontre, apprenons à désamorcer un contexte défavorable avec un sourire, en particulier lorsque nous évoluons dans la douleur.

Faisons en sorte que, tout naturellement, avec chaque patient, à un moment ou à un autre de la consultation, l'humour et le rire trouvent leur place ; ils confortent la confiance, la tranquillité, l'empathie et une certaine sérénité, un peu comme le pilote automatique de l'avion qui compense les turbulences...
Tout peut être humour, il suffit de ne pas se prendre « au sérieux », de mettre de côté les idées reçues en évitant des réflexions telles que « on ne doit pas plaisanter avec... ». Bien au contraire, la plaisanterie est porteuse de message, et fait office d'induction, de dissociation, de suggestion, de perceptude, tout est possible avec le « je plaisante... ». L'humour, le sourire et le rire sont synonymes de mouvement, en riant, nous sommes déjà ailleurs...ils sont également intimement liés à l'imagination, à l'improvisation, à l'intuition et à l'instant. Pour être dans l'humour, il faut être dans l'instant, savoir saisir au bon moment chaque élément de la situation et de l'environnement. L'humour est également un excellent moyen de contrôler la compassion, de

favoriser un climat de positivité en se dissociant de la douleur. Comme la respiration, il nous aide à pousser la porte de la transe en installant le bien-être.

Dans mon approche hypnotique quotidienne, la respiration et l'humour sont mes deux jokers qui deviennent peu à peu mes « deux indispensables », car ils reflètent un capital que nous possédons tous, faisons-le fructifier…

A chacun donc d'adapter son humour, sachant que nous pouvons repousser, sans crainte, les limites du possible. Tournons tout en dérision dans la mesure où l'intention est louable – la douleur fait partie de ce « tout », alors profitons-en, le chemin hypnotique est parsemé d'humour, à nous de le découvrir…

> **Exercice 76 – Souris encore une fois…**
> **Demain, mets un sourire dans chaque situation, joue avec l'humour à la moindre occasion, je te laisse faire…**

> **Exercice 77 – Continue à sourire**
> **Et ensuite, conserve, amplifie et transmets les sensations, je te laisse faire…**

Nous parlons souvent de travail, d'entraînement, d'exercice, mais, comme je vous l'ai déjà dit, la fin (le ressenti hypnotique) justifie les moyens, ce qui n'empêche en aucune manière de se faire plaisir, de prendre plaisir à … Plus nous avançons dans le parcours hypnotique, plus nous prenons plaisir… Ainsi, nous rejoignons en quelque sorte la devise d'Emile Coué : « Chaque jour, je vais de mieux en mieux… »

Etre dans le plaisir de l'action, du mouvement rejoint l'humour, la respiration, cela permet de se dissocier d'un contexte pesant, d'un travail complexe, d'une relation tourmentée pour se mettre naturellement dans les solutions avec fluidité, confiance et sérénité.

Se faire plaisir, c'est voir sous un jour favorable des inquiétudes, des peurs, des angoisses en étant capable de trouver l'énergie nécessaire pour les contrôler, les éloigner et les ignorer.

Se faire plaisir avec nos patients est indispensable pour assurer une relation constructive ; chacun sait combien il est pénible de prendre en charge un patient, à « contrecœur ». Cette sensation que nous connaissons tous un jour ou l'autre en tant que soignant, se retrouve dans toute profession et dans toute relation, le manque de plaisir, le manque d'intérêt induit la lassitude, la fatigue, l'incapacité, voire le rejet total... Face à un tel tableau, je ne me pose pas de question, je me fais plaisir...!

Se faire plaisir, c'est aussi être dans l'instant, ne rien faire pour comprendre cet instant, c'est être dans le ressenti du mouvement, de l'action, intimement lié au plaisir de bouger – j'ai plaisir à être dans le mouvement, sans plaisir, pas de mouvement !

Je suis dans une situation inconfortable, deux solutions :

- Je me conforte dans cette situation...
- Je « bouge » pour changer cette situation...

Pour ce faire, il faut que l'intérêt (le plaisir) du changement supplante l'inaction. Je rejette les réflexions négatives « je ne peux pas faire autrement... », « je n'y arrive pas... », « ce n'est pas possible... » au profit d'objectifs dynamisants et positifs – « si je fais autrement, je retrouve le plaisir de... », « je vais retrouver des sensations agréables si je change... », « que pourrais-je changer pour retrouver le plaisir de... », « que pourrais-je changer pour prendre plaisir à... ». Nous pouvons laisser libre cours à notre imagination pour induire le mouvement dynamisé par le plaisir, c'est un travail que nous retrouvons également dans nos rencontres cliniques...

Même si nous nous éloignons quelque peu de notre exercice clinique, le plaisir amoureux est aussi synonyme de mouvement, de ressenti, sans doute, hypnotique comme dans le laisser-aller naturel total... Là encore, ne cherchons pas à vouloir tout expliquer, restons dans le ressenti pour que celui-ci perdure.

En se faisant plaisir, nous repoussons les limites du possible, un peu comme avec l'humour et la respiration. Nous avons là une association à ne pas négliger pour bien voyager, profitons-en ...

- Humour, Plaisir, Respiration -

> **Exercice 78 – Réfléchis !**
> **Avec honnêteté, répertorie (noir sur blanc) avec chaque patient, le plaisir (l'intérêt) de la rencontre, quelle qu'en soit l'intensité ou cense d'intensité.**

> **Exercice 79 – Réfléchis encore...**
> **En cas d'absence, que constates-tu ?**

> **Exercice 80 – Fais**
> **Que peux-tu faire pour mettre cette absence en mouvement ?**
> **Remarque : Quand je fais l'exercice et que je ne réussis pas à me mettre en mouvement, je me dis que ce patient n'est pas fait pour moi... C'est déjà du mouvement !**

Jusqu'où peut-on aller dans le manque de plaisir et de mouvement ? Chaque sensation est unique, la réponse type n'existe pas, à chacun d'apprécier le ressenti et d'évaluer l'intensité du mouvement. Chaque sensation est unique mais chaque situation clinique, chaque patient, chaque praticien l'est aussi, ainsi, appliquer systématiquement un protocole opératoire hypnotique (P.O.H.) est discutable. Nous avons, avec le P.O.H., un canevas où l'imagination, l'intuition, l'instinct et l'improvisation sont prépondérants. Je vous ai proposé un certain nombre d'exercices qui vont, sans aucun doute, vous rendre service pour le voyage hypnotique mais n'hésitez pas à les moduler, à les adapter et à créer les vôtres. Selon le contexte et le ressenti, vous n'aurez parfois pas besoin d'exercices, n'oubliez pas le « ne rien faire » qui occupe déjà son monde !

En étant attentif au comportement verbal et non verbal du patient, nous récoltons bon ombre d'informations exploitables pour travailler spécifiquement avec un ou plusieurs des cinq sens. Par exemple, avec un patient visuel, nous ne choisirons pas spontanément un exercice de lévitation ou alors en le couplant avec une visualisation ; ne prévoyez pas à l'avance, saisissez les mots et les détails dans l'instant et laissez-vous aller…

Bien sûr, l'expérience et les rencontres cliniques aidant, nous établissons inconsciemment des feuilles de route, mais là encore, l'imaginaire nous guide – sans imaginaire, pas de découverte hypnotique.
L'imaginaire est un compagnon de route incontournable pour l'odontologiste hypnoconscient qui, en s'adaptant à l'instant, effectue des allers et retours entre le travail technique et l'accompagnement hypnotique.

Dans certains cas cliniques (rencontres), l'hypnose devient technique et la technique devient hypnose, profitons de la possibilité d'exploiter notre acte opératoire en le décrivant, en le métaphorant, ainsi, la nécessité des allers et retours s'estompe alors au profit de l'atmosphère hypnotique.
Conditionnons-nous pour que cette atmosphère devienne une façon de vivre avec le patient, l'objectif étant de respirer l'hypnose, plutôt que de faire de l'hypnose…

Plus nous travaillons en autohypnose, plus nous habitons la façon de vivre hypnotique et plus nous la transmettrons à nos patients et à notre entourage, sans oublier que nous en sommes les premiers bénéficiaires pour éloigner les débordements, voire le burn-out.

Encore une fois, autohypnose veut dire entraînement, les sensations hypnotiques deviennent alors naturelles, instinctives, presque animales. Prendre plaisir à s'entraîner pour arriver à être dans l'hypnose sans que cela nous demande d'effort, nous respirons tranquillement l'hypnose, nous pouvons nous mettre à la fenêtre pour se voir passer…
C'est à ce moment que le besoin d'exercices se fait moins sentir, mais nous les avons pratiqués et repratiqués avant…de nous mettre à la fenêtre !!

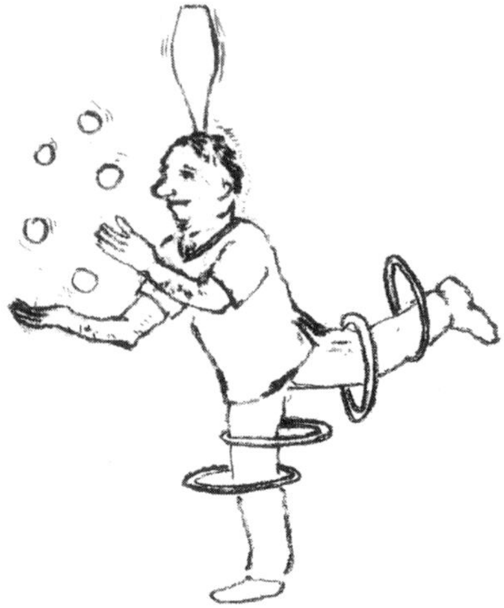

Entraîne-toi encore...

Exercice 81 – Contrôle hypnotique
Es-tu capable, en fermant les yeux, de pratiquer ton activité favorite (sport, musique, dessin, lecture...) ? Pendant quelques minutes (peu importe le temps), tu es dans ton activité, tu habites ton activité et pourquoi pas, tu contrôles ta prochaine douleur. Tu es capable de faire revivre tes sensations, d'en empêcher d'autres, d'en créer d'autres, je te laisse faire...

Dans un voyage, les trains, les avions sont parfois retardés, nous pouvons manquer une correspondance...il faut être patient, savoir attendre pour profiter du paysage. Les bienfaits demandent du temps pour s'installer, laissons venir les sensations, laissons le temps au ressenti de faire son chemin...
Quand tu fais un exercice, n'attends pas de résultat immédiat, si tu perçois une amorce de mouvement, un début de changement, un bien-être sensible, tant mieux, sinon, reste dans la confiance, la positivité, le temps travaille pour toi et n'hésite pas à refaire l'exercice. N'oublie pas, le bon sens est toujours au détour du chemin, « c'est en forgeant que l'on devient forgeron... ».

Paradoxalement, si tu n'attends pas de résultat, tu seras surpris de voir, en te retournant, qu'il t'accompagne !

Laisser le temps faire son travail, c'est une démarche quotidienne dans notre spécialité médicale, l'organisme a besoin de recul, de renfort pour mieux se défendre et se guérir. Certains délais sont incompressibles et en voulant les activer, nous dévalorisons le résultat, il en est de même pour les sensations et pour le ressenti hypnotique.

Nous avons ensemble schématisé le processus hypnotique. Chaque étape a besoin de temps pour s'exprimer même si celui-ci est très fugace. Que ce soit avec l'induction, la dissociation, la suggestion ou encore la perceptude, nous sommes en perpétuelle adaptation avec le temps, en fonction de nos perceptions et de nos appréciations.

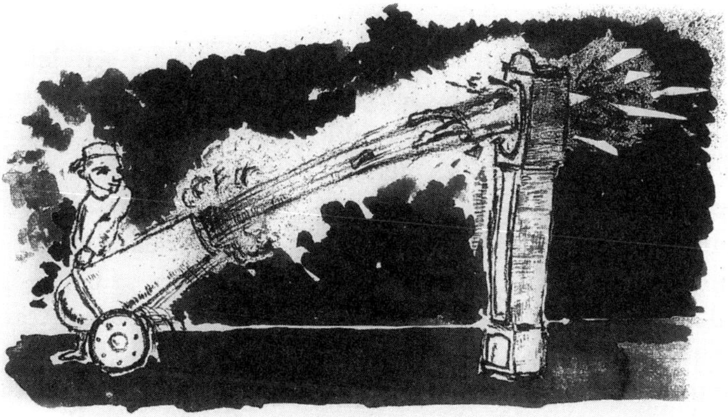

En un instant…

Certains exercices induisent plus facilement, par exemple, la concentration, la visualisation, la tranquillité ou encore le lâcher-prise, ne cherchons pas à standardiser notre travail hypnotique, l'entraînement porte toujours ses fruits, dégustons avec plaisir, profitons-en…

Il est vrai que nous pouvons avoir des préférences pour tel ou tel exercice, peu importe, dans un contexte différent, un exercice qui ne nous convient pas peut nous séduire, laissons la porte ouverte à de nouveaux sentiers, à de nouveaux panoramas…et pourquoi pas un « petit exercice »…

Exercice 82 – La danse des doigts

Installe-toi confortablement et tranquillement, calme ta respiration, sans précipitation, inspire-expire, laisse ton corps se mettre dans la fluidité, dans le calme, et, si tu le souhaites, tu peux doucement fermer les yeux… Et maintenant, laisse reposer tes avant-bras, sans contrainte sur tes cuisses, sens le contact confortable de tes avant-bras sur tes cuisses. Quand cela te conviendra, laisse maintenant chacun de tes pouces aller à la rencontre de tes index, tes majeurs, tes annulaires, tes auriculaires, laisse-les aller comme ils veulent dans la rencontre…tranquille, si cela te fait plaisir, amuse-toi à régler la danse de tes doigts sur ta respiration (inspiration-expiration), comme tu veux, peu importe. Ressens les contacts entre tes doigts, saisis les sensations avec lesquelles tu te sens bien et, peut-être, le pouce gauche et le pouce droit ne dansent pas sur le même rythme, avec les mêmes cavalières, ou peut-être si, vois ce qui te plaît, choisis tes danses, tes rythmes…mets-toi totalement dans cette dynamique, tu es les contacts, tu es dans la danse, tu es la danse, laisse aller… Apprécie tes sensations, prolonge-les, amplifie-les, joue avec l'improvisation, change de danse, tranquille, prends plaisir, je te laisse aller…

Et quand tu le voudras, en inspirant profondément, peu à peu, en douceur, avec plaisir, tes pouces vont quitter la piste de danse, chacun va aller se rasseoir, tes pouces, leurs cavalières…tout le monde est content, garde les sensations, conserve ce bien-être, ce lâcher-prise…

<u>Remarque</u> : La danse des doigts permet de travailler intensément le ressenti hypnotique, n'hésite pas à la pratiquer et à la refaire, je te laisse découvrir les paysages et surtout, laisse venir les sensations, prends ton temps…

Avec cet exercice, comme avec bon nombre de ceux que nous avons pratiqués, nous jouons avec nos cinq sens, chacun selon nos perceptions, sans perdre de vue le fait que nous utilisons nos sens pour mieux nous en détacher, un peu comme le samouraï qui apprivoise la force de son adversaire pour mieux le contrôler…

Comme toujours, plus nous sommes dans l'imaginaire, plus nous profitons du voyage, semblables aux enfants qui flirtent sans cesse avec leur imagination. Nous avons pu le constater dans nos rencontres cliniques (rencontres 6, 12, 18), ils sont l'exemple « vivant » des possibilités infinies de voyages hypnotiques. Parfois, avec les enfants, il n'est même pas nécessaire de pratiquer d'induction: déjà dissociés avant le départ, ils nous emmènent dans leur histoire. Bien évidemment, « avec l'âge », le jeune, influencé par son environnement socioculturel, se construit un passé susceptible d'estomper le lâcher-prise, c'est alors à nous de reprendre l'ascendant pour l'accompagner.
Avec facilité et simplicité, les échanges avec les enfants stimulent notre empathie, nous sommes sur le terrain de foot avec le petit garçon, nous sommes le gendarme ou le voleur, nous visitons le château de la princesse avec la petite fille… Quel plaisir d'être à la fois celui qui écoute et celui qui raconte. Ne cherchons pas à savoir où se trouve la frontière, avançons tranquillement, en respirant le bien-être…

Au quotidien, je prononce rarement le terme d'hypnose avec les enfants et préfère donner une place prépondérante aux histoires. Il m'arrive parfois de proposer le travail avec l'imaginaire comme une façon de vivre pour mobiliser une situation ankylosée et indépendante du domaine odontologique, à ce moment, je peux faire allusion à l'hypnose mais en veillant toujours à favoriser le jeu et en m'adaptant à l'âge du patient.
Avec un adolescent, je parle plus ouvertement hypnose que lors d'une rencontre avec un petit garçon de 5 ans ; dans le doute, je me laisse guider par le ressenti, par l'intuition, par l'improvisation, et toujours en me faisant plaisir. Pour tout dire, avec les petits, les jeunes, les grands, et les « très grands », j'aime raconter des histoires, pour faire vivre l'atmosphère hypnotique.

Exercice 83 – Tu es…
Sois, pendant quelques instants, le gendarme ou le voleur…

Exercice 84 – Improvise en imaginant
Raconte l'histoire du petit écureuil dans la forêt…

Si, avec les enfants, l'imaginaire est spontanément présent sur la scène hypnotique, nous avons un moyen avec les adultes de nous rapprocher de cette ambiance en veillant à considérer notre patient dans son ensemble, c'est-à-dire en tenant compte de sa personnalité, de la situation clinique, de son environnement, avec lesquels nous devons cheminer discrètement et efficacement. Nous avons ainsi plus d'occasions, de possibilités de rentrer dans les histoires, dans les « comme si… ». Ne voyons pas, dans notre spécialité, le patient comme un « mal de dents » mais comme un être vivant unique, avec lequel nous partageons des moments que nous voulons agréables… L'observation, l'écoute, les échanges et l'empathie, entre autres, contribuent à faire vivre cette vision du patient.
J'ai souvent fait allusion, pendant notre voyage, aux arts martiaux, car il existe une similitude entre l'art martial et l'hypnose. Lors d'une rencontre en art martial, la prise en compte du physique et du mental est indispensable, chacun doit rapidement évaluer son adversaire, sa présence, ses faiblesses, ses points forts, ses ressentis pour investir son territoire (pour entrer dans son « mâ »), il convient de voir au-delà de l'adversaire… Mise à part la notion de « combat », c'est un peu ce que nous faisons avec le patient pour l'emmener dans la réussite thérapeutique, a fortiori, lorsque l'hypnose médicale nous accompagne.

Cette aptitude à saisir le patient dans son ensemble est variable pour chacun d'entre nous, si nous en ressentons le besoin, il faut la travailler – écoute, observation, communication, empathie, atmosphère hypnotique…

Avec les exercices, nous progressons dans cette capacité à apprécier, presque spontanément, un contexte pour mieux le gérer hypnotiquement ;

c'est avec l'entraînement que le naturel va peu à peu s'installer, que l'instinct va pouvoir s'exprimer, sans excès, juste ce qu'il faut.
C'est avec l'entraînement que l'imagination et l'improvisation trouvent leur place dans notre communication. C'est encore avec l'entraînement que l'atmosphère hypnotique nous habite et que nous nous donnons les moyens de la transmettre.

> **Exercice 85 – Fais le point**
> **Amusons-nous, dans la vie de tous les jours, à comprendre et analyser avec rapidité et efficacité les situations que nous rencontrons : nous sommes James Bond…**

> **Exercice martial 86 – Tu gagnes…**
> **La prochaine fois que tu rencontres la douleur, ne te laisse pas impressionner, accepte-la, fais corps avec elle, habite-la, utilise sa force pour mieux la repousser, la rejeter et l'éloigner. Je te laisse maîtriser le combat…**
> Conseils :
> - **Fais comme si tu étais la douleur.**
> - **Comment pourrais-tu lui faire mal ?**
> - **Maintenant que tu connais cette douleur, comment pourrais-tu la représenter (forme, taille, couleur, odeur, bruit…) ? Visualise-la comme un adversaire, mets un visage sur « ta » douleur. Ainsi, tu n'es plus face à une inconnue, tu peux organiser ton attaque et ta défense (modifie – domine – neutralise…).**
> - **Tes points forts : tu sais qui est ton adversaire (tu es capable de prendre sa place) et tu veux gagner…**
> - **C'est le moment de frapper aux « points faibles », tu vas gagner le combat, frappe sans émotion…**

Puisque nous sommes dans les conseils, alors encore quelques mots. Nous avons pris plaisir à jouer avec de nombreux exercices, c'est le début

d'un entraînement qui va s'avérer bénéfique, à condition, tout simplement de faire (et refaire…) chaque exercice.
Pas besoin d'avoir les corrigés, toute solution est bonne. Encore une fois, faire un exercice, c'est déjà être dans le mouvement, c'est toujours un pas en avant, avançons sans nous poser de questions, vivons l'exercice et le temps fera le reste du travail…

P.S. : Tu as peut-être l'impression que je me répète, peu importe, l'entraîneur répète et répète encore ; reste dans l'écoute et arrête-toi quelques instants, regarde, tu as envie de faire l'exercice, de le refaire, fais-le ... En parlant d'exercice, j'aimerais te proposer un de mes préférés, avec lequel je chemine très souvent…

> **Exercice 87 – Ne rien faire…**
> **Installe-toi confortablement, le plus confortablement possible, mets-toi en empathie avec ta chaise, ton fauteuil, ton lit, peu importe, prends plaisir à t'installer confortablement et maintenant, en inspirant-expirant tranquillement, ferme les yeux et je te demanderais, à partir de cet instant, de ne rien faire… Rien faire en laissant ta respiration vivre, ton inspiration, ton expiration remplissent totalement leur rôle en permettant à ton corps de respirer, de profiter des bienfaits de l'air qui traverse chaque partie de ton corps… Rien faire si ce n'est laisser tout ce qui t'entoure exister tout simplement, sans y prêter attention, chaque mouvement, chaque bruit, chaque odeur, chaque contact, chaque vision, laisse tout se faire, sans contrainte, avec fluidité, tout ce qui t'entoure est là et se contente d'être… Rien faire si ce n'est profiter du bien-être de te sentir bien, chaque partie de ton corps, chaque organe, chaque cellule qui fonctionne au mieux de ses intérêts, avec efficacité, avec bienveillance, chaque instant de bien-être t'emplit de plaisir… Rien faire si ce n'est laisser tous tes ressentis s'exprimer, leur permettre de vivre, d'aller et venir comme bon leur semble, avec leurs sensations, tranquillement, tu les laisses exister… Rien faire si ce n'est te contenter d'être là, de laisser ton plaisir t'accompagner sans rien**

demander, avec les bienfaits du moment qui envahissent chaque partie de ton corps, chaque cellule, de laisser s'installer le bonheur d'être, le calme, la tranquillité, sans rien faire, tout s'installe… Rien faire si ce n'est laisser l'énergie qui t'enveloppe te pénétrer avec sa force, sa puissance, tu deviens invincible, tu évolues avec légèreté, avec plaisir dans un monde accueillant, rassurant, bienfaisant, accepte l'énergie… Rien faire si ce n'est, quand tu le souhaiteras, de conserver ce bien-être, ces sensations, chaque partie de ton corps déguste le plaisir d'être, en toute sérénité et, quand cela te conviendra, sans rien faire, laisse venir une profonde inspiration et tranquillement, ouvre les yeux, sans rien faire…

Un « petit secret » : moins tu en fais, plus tu vas loin…

Réflexions obligent, comment ne pas parler de la présence, notre présence, ta présence… C'est un élément indispensable, comme beaucoup d'autres (!), pour installer et maintenir l'atmosphère hypnotique, j'aurais presque tendance à dire qu'il est inducteur des autres, peu importe, la présence, toujours la présence…

Vois comme ce serait bien si, lorsque tu accueilles un patient, la première fois ou non, ce dernier se dit « je me sens bien avec lui, je ne risque rien, tout va s'arranger, il assure, je suis dans la sécurité, je suis tranquille, je me sens calme, j'ai de la chance, il en impose… » et il peut se dire plus de choses encore. Pour cela, il faut que tu aies du répondant, qui, pour une part (importante ou non) est en toi et, pour l'autre part, est intimement lié à l'entraînement qui conforte ou intensifie ce potentiel.

Pour visualiser ce répondant et être dans le ressenti de la présence, j'ai envie de te proposer deux images, l'une de la vie courante, l'autre, plus symbolique.

- Tu as déjà vu deux chats « en colère », l'un en face de l'autre, ils se regardent, grognent, émettent des cris stridents, hérissent le poil, font le dos rond, avancent ou reculent lentement, ne se quittent pas des yeux, font un pas à gauche, un pas à droite, se meuvent dans une

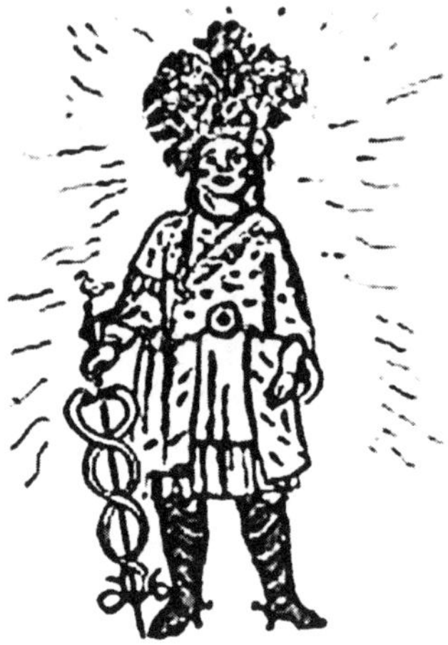

Même sans parler…

danse d'observation à la fois souple et assurée et, soudain à un moment donné, l'un d'eux recule, se retire discrètement la queue « basse » … pourquoi ? Ils ne se sont pas battus mais, celui qui s'incline, sans doute fortement impressionné par son adversaire, s'est dit « il vaut mieux que je m'en aille, il est plus fort que moi ! »

- Maintenant, imagine, dans des temps reculés, deux samouraïs, prêts à se battre à mort… Ils s'observent, campés sur leur position, les yeux dans les yeux, cela peut durer, peu importe le temps, l'attitude, la puissance, la concentration, l'assurance, la sérénité…tous les ingrédients de la présence sont là et le combat n'a pas lieu : chacun a pris conscience de l'intensité de la situation et, en réfléchissant « instinctivement », s'est sans doute dit « je n'ai aucune chance, j'ai trouvé mon maître, je ne suis pas prêt à mourir, je me retire… », pas de vainqueur, pas de vaincu, les impacts de la présence de l'un et de l'autre se sont neutralisés, offrant ainsi la représentation du combat idéal en art martial ; un combat de présence, un combat mental, assurément peu démonstratif, mais le plus dur à mener…

Toutes proportions gardées, tu peux visualiser cette situation dans la vie de tous les jours où ta « seule » présence annihile une discussion, une altercation, ton regard et ton attitude suffisent, même sans parler !

Certes, nous ne sommes pas dans ce contexte extrême avec le patient mais nous faisons « simplement » en sorte qu'il se sente parfaitement bien, rassuré et déjà dans la guérison. Pour ce faire, mets de côté toute faiblesse, éloigne les excès de pourquoi et de comment, évite une compassion excessive, garde le « bon » stress (le dynamisant), laisse ton corps respirer la positivité, sois toi-même en étant bien et sans jouer la comédie car le patient qui vient consulter dans l'inquiétude et la douleur est particulièrement attentif au non verbal, de la présence, toujours de la présence, prends plaisir à être, tu gagnes le combat, sans combattre…nous pourrions transposer cette attitude avec la douleur, tu rencontres la douleur, tu l'impressionnes (tu es calme), elle te teste, elle hésite, elle recule, elle s'éloigne, elle disparaît mais, entraîne-toi à l'impressionner !

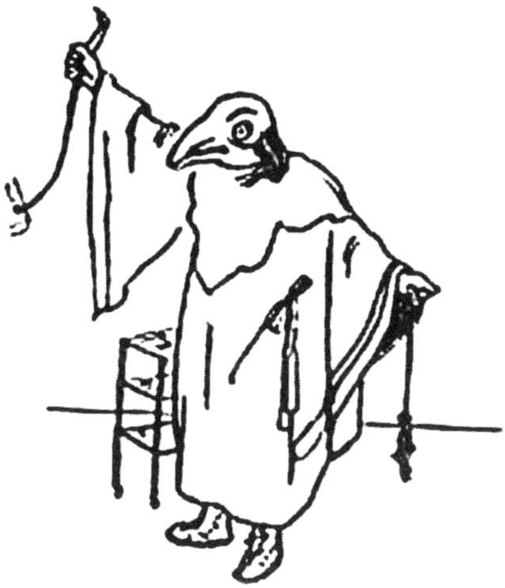

Toujours sans parler !

> **Exercice 88 – Présence**
> **Prends plaisir à être ta présence et uniquement ta présence, pendant quelques minutes chaque jour.**

Exercice 89 – Présence toujours…
Dès que tu en as l'occasion (rencontre, discussion, réunion, travail au fauteuil…) affirme ta présence et prends conscience de cette affirmation.

QUELQUES « POINTS DE VUE »

C'est bien de comprendre…
C'est bien de bouger…
C'est bien de respirer…
C'est bien de rire…
C'est bien de se faire plaisir…
C'est bien de s'entraîner…

Hypnose médicale et éthique

J'ai indifféremment employé, pendant notre voyage, les termes d'hypnose et d'hypnose médicale, peu importe, nous sommes dans les mêmes ressentis, pas de différences réelles si ce n'est peut-être l'objectif qui se veut thérapeutique avec l'hypnose médicale. C'est sans doute un désir illusoire (conscient ou inconscient ?) de vouloir « s'approprier », en tant que soignant, les bienfaits de l'hypnose, qui n'est pas l'apanage du monde médical. Quiconque peut la rencontrer et en profiter, à chacun de prendre ses responsabilités quant à son utilisation.

Si cela vous convient, j'aimerais, en parlant de responsabilité, vous proposer un exemple de charte odontologique d'hypnose médicale qui fait référence à certaines règles pour travailler hypnotiquement.

Charte odontologique d'hypnose médicale

- Tout praticien en odontologie est habilité à pratiquer l'hypnose médicale.
- Il se doit d'avoir suivi une formation en hypnose médicale dispensée par un organisme reconnu (faculté ou formation privée)
- L'hypnose médicale doit être pratiquée dans les limites des compétences du praticien.
- Ces compétences ne sont pas exhaustives à condition d'avoir suivi une formation adaptée dispensée par un organisme reconnu (faculté ou formation privée).

- Le bien-être du praticien et du patient, ainsi qu'une valorisation de la relation praticien-patient sont les objectifs du travail hypnotique.
- L'hypnose médicale fait partie intégrante de la prise en charge thérapeutique.
- Rien n'empêche que les bienfaits de l'hypnose influencent la vie personnelle du praticien et du patient et deviennent une façon de vivre.
- L'hypnose médicale ne doit pas être utilisée pour faire accepter des solutions thérapeutiques non conformes aux données acquises de la science.
- Dans le cabinet médical, le praticien est personnellement, et au sein de son équipe, responsable de la pratique hypnotique et de ses conséquences.

Il est louable d'établir des règles, encore faut-il ensuite les respecter, elles sont là uniquement pour induire et garantir le professionnalisme et la rigueur, à nous d'être dans l'empathie et le ressenti…

Vouloir mal est certainement grave, mais plus grave encore est ne pas vouloir du tout.
Kant

Avant de se quitter…

Ne crains pas de tomber sept fois.
L'important est que tu puisses te relever huit fois.
Proverbe japonais

J'aurais presque envie de dire « continuons à voyager », c'est tellement agréable mais il faut savoir revenir avec des souvenirs plein les yeux pour repartir avec plaisir pour de nouvelles découvertes.

L'hypnose est effectivement un compagnon de voyage qui réserve toujours des surprises, tu crois connaître le paysage, il te surprend encore…

Pour bien réussir son voyage, pensons à le préparer mais aussi à laisser une place à l'improvisation, à l'intuition, qui stimulent notre imagination…

Notre hypnose, que nous souhaitons médicale, prend toute sa place dans notre démarche thérapeutique, dès que nous le sentons, transformons-la en une façon de vivre, pour nous-mêmes, les patients et notre entourage, n'hésitons pas à partager les bienfaits du ressenti hypnotique…

N'oublions pas que nous pouvons compter, sans retenue, sur notre respiration, elle est toujours là où il faut, au moment opportun…

Affirme et travaille ta présence, prends plaisir à être, tout simplement, c'est un élément qui installe la confiance, la sérénité, l'envie de…

Ayons, quelle que soit la situation, un peu d'humour au fond de la pochc, il est d'un secours infaillible…

Sans jouer la montre, laissons le temps au temps pour ressentir et apprécier le lâcher-prise hypnotique et pour se mettre à la fenêtre, voir venir le bien-être…

N'oublie pas d'emmener une bonne dose d'entraînement dans tes bagages, c'est à consommer sans modération…

Pour la route, prends un sac à dos, tu pourras bouger comme bon te semble et profiter…

Nous côtoyons l'hypnose quotidiennement sans réellement en profiter, alors arrêtons-nous quelques instants et laissons-la nous prendre la main pour un voyage perpétuel, regarde, chaque paysage est unique, quel plaisir…

> **Encore un exercice…90 – Où est-elle ?**
> **Amuse-toi à ressentir combien de fois tu rencontres l'hypnose dans une journée et peut-être la nuit…**

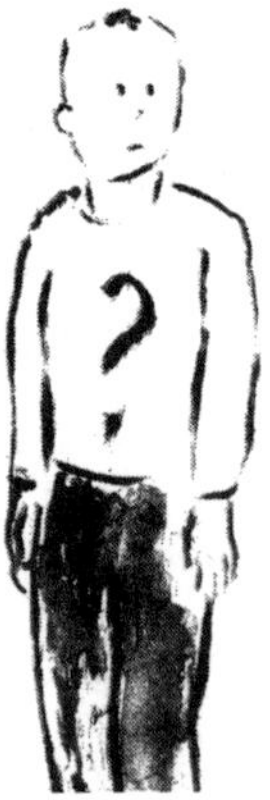

J'ai tout oublié…

Encore quelques idées de voyage...

Benhaïem Jean-Marc, *L'hypnose médicale*, Med-Line Editions, 2003

Brosseau Gaston, *L'hypnose, une réinitialisation de nos cinq sens*, InterEditions, Paris, 2012

Feldman Christina, *La méditation*, Editions Générales First, 2003

Megglé Dominique, *Les thérapies brèves*, Editions Satas, Le germe, 2011

Nardone Giorgio, *Chevaucher son tigre*, Editions du Seuil, 2008

Nardone Giorgio et Salvini Alessandro, *Le dialogue stratégique*, Editions Satas, Le germe, 2012

Robles Teresa et Abia Jorge, *Apprenons par l'autohypnose à cheminer dans la vie*, Editions Satas, Le germe, 1997

Rosen Sydney, *Ma voix t'accompagnera...*, Hommes et Groupes Editions, 1986

Roustang François, *La fin de la plainte*, Editions Odile Jacob, Paris, 2001

Roustang François, *Qu'est-ce que l'hypnose ?*, Les Editions de Minuit, 2003

Roustang François, *Il suffit d'un geste*, Odile Jacob, 2003

De Shazer Steve, *Différence*, Editions Satas, Le germe, 1996

Tepperwein Kurt, *Pensez et guérissez*, Editions Godefroy, 1984

Van Loey Corinne, *Hypnose, EMDR,EFT... Les nouveaux chemins de la guérison*, Editions Dangles, 2011

Tout ce qui peut être fait un autre jour, le peut être aujourd'hui.
Montaigne

Index des exercices

Lorsque tu fais quelque chose, sache que tu auras contre toi : ceux qui voudraient faire la même chose, ceux qui voudraient faire le contraire et l'immense majorité de ceux qui ne veulent rien faire.

Confucius

Aussi souvent que tu le peux, ferme les yeux et voyage…

C'est l'esprit qui gouverne le corps.
Goethe

Index des rencontres

La victoire sur soi est la plus grande des victoires.
Platon

Dans la même collection :

Le Germe

La collection Le Germe propose aux thérapeutes francophones des textes importants ou novateurs dans le champ de l'hypnose, des thérapies brèves et familiales, de la thérapie narrative et du constructionisme social.

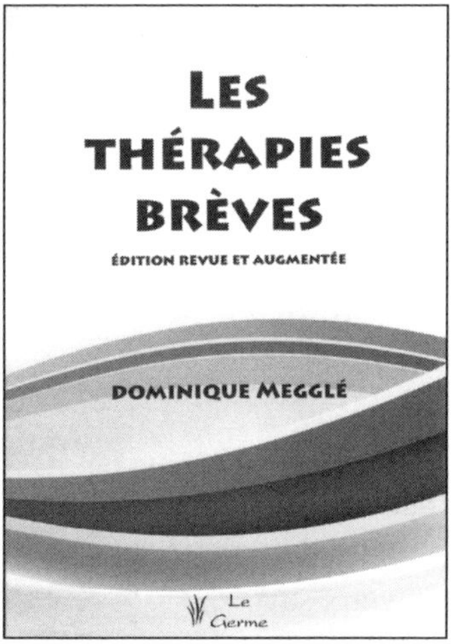

Soulager les patients dans le délai le plus court possible, c'est l'objectif du puissant mouvement des thérapies brèves, né aux Etats-Unis et dominé aujourd'hui par la recherche francophone. Dans une synthèse alerte, précise et souvent drôle, l'auteur décrit tous les courants qui comptent. On retrouve ici les thérapies d'inspiration psychanalytique, cognitivo-comportemantales, humanistes, mais aussi l'hypnose, les thérapies stratégique, solutionniste et narrative ainsi que la PNL et l'EMDR. De nombreux cas cliniques illustrent le propos. Voici, dans une nouvelle version entièrement revue, mise à jour et augmentée, la référence devenue indispensable sur le sujet depuis plus de 20 ans, autant pour les professionnels que pour le grand public intéressé par la question.

Dominique Megglé, médecin psychiatre, membre titulaire de la Société Médico-psychologique, président de l'Institut Milton H. Erickson Méditerranée de Toulon-Marseille, ancien président de la Confédération d'Hypnose et de Thérapies Brèves, a travaillé en milieu hospitalier en Côte d'Ivoire et en France avant d'exercer en libéral depuis 1997.

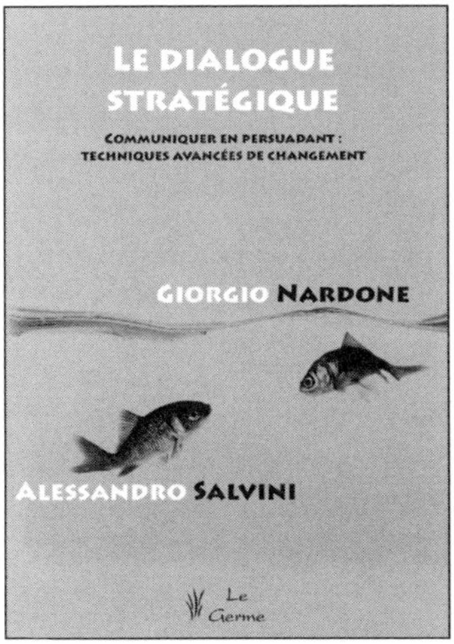

Le processus est une sorte de « danse » interactive entre des questions qui créent des réponses et des réponses qui permettent de construire les questions stratégiques suivantes, jusqu'au point où l'interlocuteur déclare avoir changé sa position grâce à ce qu'il a découvert au moyen du dialogue.

Fort d'une expérience de plus de vingt-cinq ans en qualité de thérapeute et de consultant dans le domaine clinique, Giorgio Nardone a mis au point, avec ses collaborateurs, une technique à l'efficacité surprenante pour conduire un entretien au cours duquel l'interlocuteur ou le patient finissent par changer leurs convictions les plus enracinées. La valeur du dialogue stratégique réside dans le fait que ce changement n'est pas imposé de l'extérieur, mais résulte du dénouement naturel du nœud qui crée le malaise et le problème. C'est une technique à la fois nouvelle et très ancienne, qui prend appui sur la rhétorique classique et se conjugue avec succès à la thérapie brève.

Dans cet ouvrage – indispensable à tous les professionnels de la communication,qui intéressera également le lecteur non spécialiste – Giorgio Nardone et Alexandre Salvini mettent au point une méthode encore plus raffinée, qui incite l'interlocuteur à considérer sa situation selon une nouvelle perspective, en douceur, comme si le changement était une découverte guidée par celui qui demande de l'aide, et pas par le thérapeute.

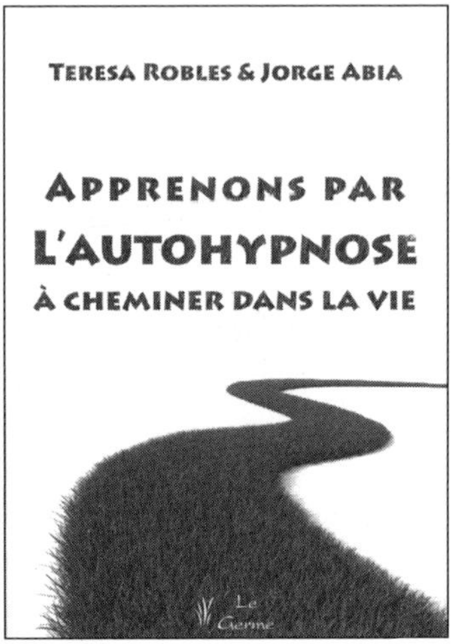

Pour nous, l'hypnose est comme une pluie fraîche qui irrigue la terre et permet d'y faire germer les richesses qui y étaient endormies. Elle aide les êtres humains à parvenir au bien-être et à se développer, elle permet de faire éclore dans la réalité extérieure ce que l'on pourrait considérer comme des rêves.

Ce livre est un manuel d'autohypnose, conçu pour être lu sans effort, avec plaisir. Il est prévu pour être lu depuis l'introduction car, dès ce moment, nous commençons à vous parler de choses utiles pour cheminer dans la vie. Mais vous pouvez aussi l'aborder à votre guise.

Nous l'avons écrit pour vous donner des outils sains et naturels, afin que vous puissiez prendre plaisir à chaque moment de votre vie. En fait, ces outils vous les connaissez déjà. Vous les employez souvent d'une manière ou d'une autre, sans le savoir. Ici, vous pourrez apprendre à les utiliser chaque fois que vous en avez besoin dans votre vie.

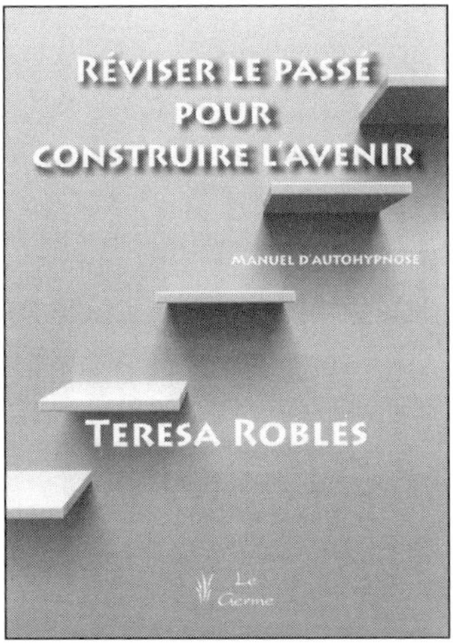

Ceci est un livre d'autohypnose, un livre qui invite le lecteur, à chaque ligne, avec chaque exercice, à regarder à l'intérieur de lui ; les exercices sont conçus pour que le lecteur entre en contact avec ses ressources intérieures, pour ouvrir des portes et trouver des chemins, et ainsi résoudre d'une manière salutaire et protégée les difficultés qu'il rencontre.

« Ce livre... est né de deux phrases d'un poème de Jorge Abia qui ne cessent de tourner à l'intérieur de moi depuis que je les ai lues :

«C'est quoi être une femme, mais une femme véritablement complète... ou incomplète?»,

et

«C'est quoi être un homme, mais un homme véritablement complet... ou incomplet ?»

«Ce livre est destiné aux femmes et aux hommes en général, parce que les thèmes en sont universels, même si je les aborde avec mon point de vue personnel, avec mon être féminin, forgé au travers de mon histoire.»

Teresa Robles

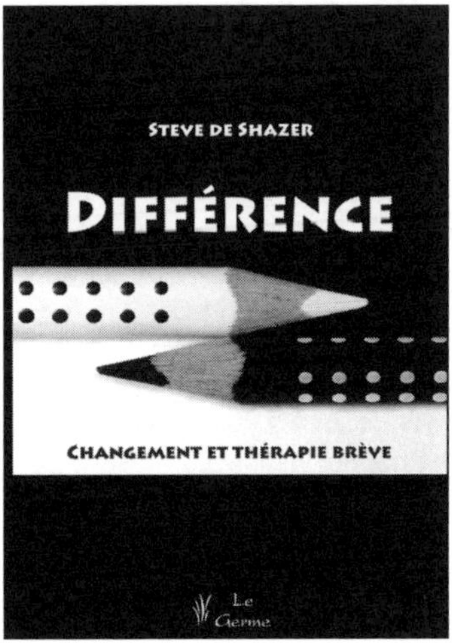

Ce livre poursuit deux objectifs principaux: décrire en quoi la thérapie brève orientée vers les solutions se distingue des autres formes de thérapie et de leurs fondements philosophiques; montrer comment ces différences s'allient pour faire une différence efficace en thérapie.

L'auteur atteint ce premier objectif en présentant et discutant certaines conceptualisations de la thérapie familiale et de quelques formes de thérapie brève, leurs bases philosophiques et leurs limites. Se démarquant du mode de pensée de la plupart des écoles de thérapie, de Shazer propose une position philosophique fondée sur les travaux de Wittgenstein, de Derrida et d'autres auteurs, qui situe le modèle de thérapie centrée sur les solutions dans le monde en expansion de la pensée post-structuraliste.

Pour satisfaire au second objectif, l'auteur met en évidence les différences que ce nouveau point de vue fait naître quand on le compare aux idées traditionnelles sur la rencontre thérapeutique et la réalité du processus de la pratique thérapeutique. Au minimum, la thérapie est reconceptualisée comme une conversation dans laquelle thérapeute et client travaillent ensemble - par l'intermédiaire du langage - à construire des solutions.